対談 ここまできた最新医学

あきらめるのは
まだ早い I

渡辺淳一

講談社

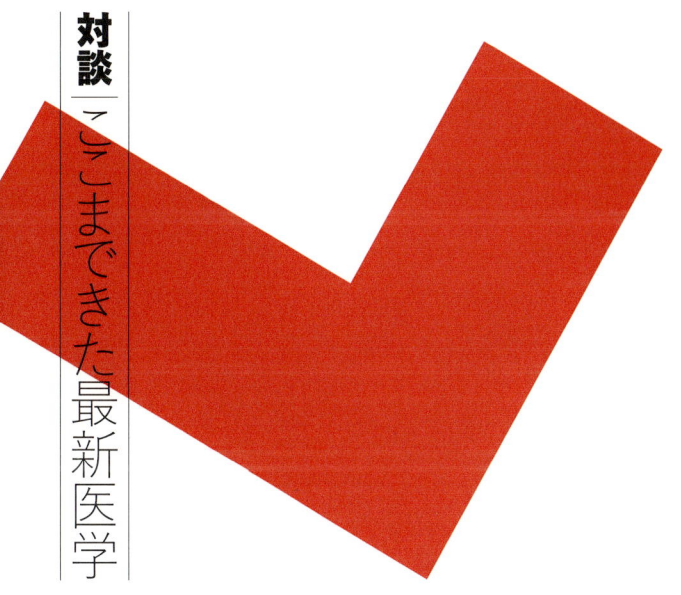

はじめに

この本は、「週刊現代」（二〇〇六年五月六・一三日号〜二〇〇七年四月二八日号、二〇〇七年八月一八・二五日号〜二〇〇八年六月一四日号）に連載された「ここまできた最新医学」と題した対談からまとめたものである。

このシリーズは、今後一ヵ月毎に三巻出版される予定だが、第一回目の本書では、一般的にポピュラーだが、これまでの医療関係書ではあまり取り上げられていなかった疾患が含められている。

とくにED、不妊症、美容整形などは、疾患として考えていない人もいるようだが、当事者としては切実な問題だけに、連載中から反響が大きかったものである。

またこのシリーズでは、初めに各分野での優れた専門医から最新医療について説明して頂き、そのあとで各々の病気と戦ってきた方々の対談をくわえた。

これにより、治す側と治される側、両者の意見がわかり、従来の医療書とは異なる、ユニークな対談集になったかと自負している。

また、よりわかり易くするために、図やデータなども多く入れてある。

それだけに、本書を医学書というより、ごく気楽に、新しい医学の世界をのぞいてみよう、といった気持ちで読んでいただけると、幸いである。

渡辺淳一

本書に登場する名医たち

不妊症

佐藤孝道　さとう・こうどう

1945年生まれ。1971年、東京大学医学部卒業。聖路加国際病院女性総合診療部部長、生殖医療センター所長。2005年に設立された日本不妊カウンセリング学会で理事長を務める。

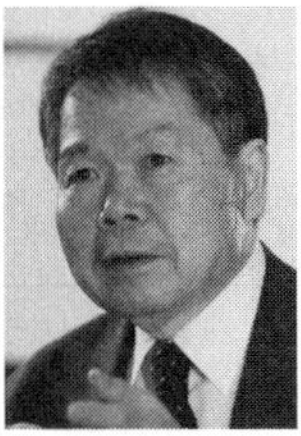

腰痛

福井康之　ふくい・やすゆき

1957年生まれ。1982年、慶應義塾大学医学部卒業。米国留学、東京専売病院整形外科部長を経て、現在は国際医療福祉大学三田病院副院長・整形外科部長。2006年1月、みのもんた氏の腰椎手術を執刀した。

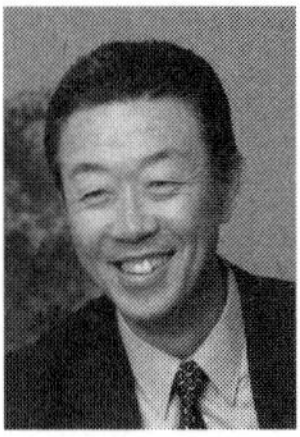

膝痛

守屋秀繁　もりや・ひでしげ

1941年生まれ。1967年、千葉大学医学部卒。イギリス・ロイヤルナショナル整形外科病院への留学等を経て、千葉大学医学部教授に就任。2007年3月に退官、同大名誉教授に。現在は鹿島労災病院の院長。

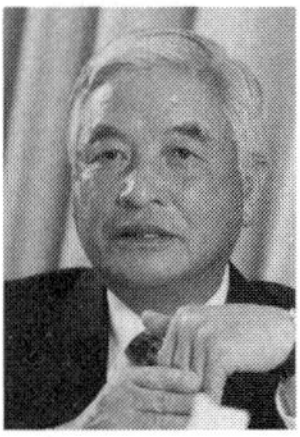

ED(勃起障害)

熊本悦明　くまもと・よしあき

1929年生まれ。1955年、東京大学医学部卒業。札幌医科大学名誉教授（泌尿器科）、日本臨床男性医学研究所所長、日本メンズヘルス医学会理事長。新宿の「城西クリニック」で男性更年期治療の診察を非常勤で行う。

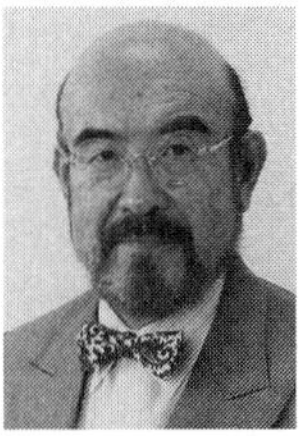

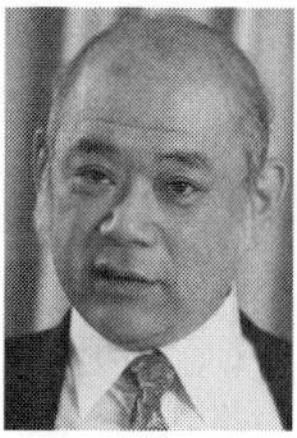

眼疾患

若倉雅登 わかくら・まさと

1949年生まれ。1980年、北里大学大学院医学研究科博士課程を修了。同大医学部助教授を経て2002年より井上眼科病院院長。専門は神経眼科。日本神経眼科学会理事長。

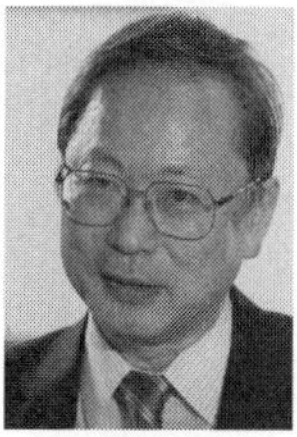

花粉症

今井透 いまい・とおる

1951年生まれ。1976年、東京慈恵会医科大学卒業。カナダ・カルガリー大に留学。東京慈恵会医科大学耳鼻咽喉科准教授と聖路加国際病院耳鼻咽喉科部長を兼務。日本耳鼻咽喉科学会専門医。

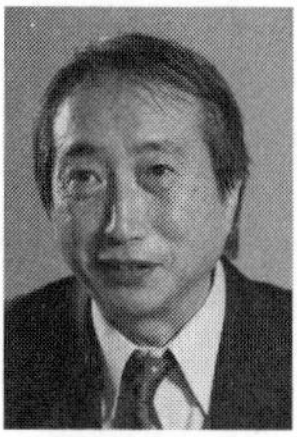

インフルエンザ

岡部信彦 おかべ・のぶひこ

1946年生まれ。1971年、東京慈恵会医科大学卒業。米国バンダービルト大学小児科感染症研究室等を経てWHO西太平洋地域事務局伝染性疾患予防対策課課長。2000年より国立感染症研究所感染症情報センター長。

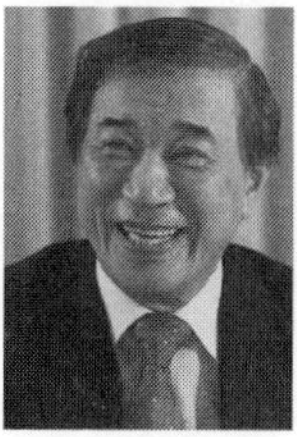

美容整形

白壁征夫 しらかべ・ゆきお

1943年生まれ。1969年、東京医科大学卒業。大阪白壁美容外科院長、山王病院美容形成外科部長等を経て、1989年にサフォクリニック開業。1999年、国際美容外科学会より教授に認定される。

目次

chapter 5
眼疾患

chapter 6
花粉症

人体イラストレーション………本庄和範
カバー写真…………………………森清
ブックデザイン……………………日下潤一+長田年伸+浅妻健司
医師プロフィール写真…………中村將一
グラフ制作…………………………ジェイ・マップ

対談　ここまできた最新医学
あきらめるのはまだ早い　I

chapter 1
不妊症

医師対談

佐藤孝道医師
人工授精、体外受精、顕微授精
——不妊治療のすべて

子供ができない悩みを持つカップルは多い。だが、人工授精、体外受精、果ては代理母出産など、不妊治療をとりまく医療技術の進歩もまためざましい。

日本では、140万組にのぼるカップルが不妊であるといわれている。1983年の、国内初の体外受精児誕生から25年——。最先端不妊症治療はどこまで進歩したのか。聖路加国際病院女性総合診療部部長・生殖医療センター所長の佐藤孝道医師に、不妊治療の最新事情をきいた。

渡辺　不妊症の悩みを持つ人が増えているような気がしますが、どうなんですか。

佐藤　昔に比べて、いまの人たちが不妊になりやすい身体になったということではないと思います。問題は、妊娠を希望していて、不妊を訴える人の年齢がかなり高くなったこと。特に、女性が高齢化してきました。

渡辺　平均初婚年齢は女性が27・8歳（'05年）ですが、初産の年齢が上がっているということですね。

佐藤　はい。だから、必然的に不妊カップルも増えています。不妊を心配したことのある夫婦は4組に1組にものぼり、実際10組に1組は不妊症だと言われています。

渡辺　そこで、不妊症の定義とは何でしょう？

佐藤　日本では、避妊なしの性交渉があるのに、2年以内に妊娠しない場合を不妊症と言っています。

渡辺　2年間ですか。

佐藤　欧米では1年間のところが多いです。統計的には、1回の排卵周期（約1ヵ月）でタイムリーにセックスした場合でも、妊娠する確率はさほど高くない。若いカップルで30％、一般的には20％ほどです。

大体、1年間ふつうに性交渉を持って妊娠する確率は、90％弱とされています。2年間続ければ、90％を超えてきますが、1年でも2年でも大差ありません。

渡辺 不妊症にも種類や原因がいろいろあると思いますが、器質的にまったく妊娠しないケースでは、どんなことが考えられますか。

佐藤 はっきりした原因としては、左右の卵管が両方詰まっている（卵管閉鎖）、排卵しない（無排卵）、あるいは男性の精液中に精子が1匹もいない（無精子症）、といったケースで、これは明らかに不妊の原因となります。ただし、私が持っているデータでは、そういうケースは不妊症カップルの10％程度です。

渡辺 絶対的原因がある場合は少ないと。

佐藤 残りの9割の不妊症は、たとえば、子宮内膜症（子宮内腔以外の場所で子宮内膜細胞組織が増殖する病気）などによって卵子がうまく運ばれないとか、精子の数が少ない（乏《ぼう》精子症）とかいったケースです。でも実は、現在妊娠率を下げているもっとも大きな要因は、女性の初産年齢の問題なんですよ。

渡辺 女性の年齢が上がれば、妊娠しにくくなる。

佐藤 33歳ぐらいから妊娠率が下がり始め、年をとるに従って、どんどん下がっていきます。いまでは30代前半でも結婚していない人が、大勢いますよね。

渡辺 女性は何歳ぐらいまで妊娠可能なんですか。

佐藤 50歳で妊娠して、うまく子供が産めたらギネスブックレベルだと思います。常識的な範囲では、不妊治療を諦めたほうがいいという境は45歳ですね。

渡辺　排卵があれば、妊娠の可能性があるんですか。

佐藤　卵子のもとは、その女性がお母さんのお腹の中にいたときに、すでにつくられています。ですから、母親の胎内にいたときに一番たくさんストックがある。７００万個か８００万個と言われていて、その数は増えません。初めて月経がある12～13歳の頃は、30万個ぐらいある。それが約40年後の閉経のときに0個になる。年齢が高ければ、まず卵子の数的な意味での減少、枯渇という問題が出てきます。

渡辺　でも、排卵というのは、原則として卵子が1個ずつ出てくるんじゃないんですか。

佐藤　1周期に通常は1個ですが、2個以上排卵することもあります。だから双子が生まれたりするんですね。でも、実際には、閉鎖卵胞といって、あるところまで成長して消える卵子が非常に多いんです。１ヵ月に数百個の計算で消えてしまう。

渡辺　年をとるに従い、卵子が減っていくと。

佐藤　よく、排卵誘発剤を使うとたくさん排卵させるから、早く閉経するのかと質問されますが、そうではない。本来なら途中で消えてしまう卵子をレスキューして排卵させているんですよ。

卵子の数的減少の他に、もう一つは卵子そのもののクオリティの問題があります。卵子自体が古くなる。むしろ決定的な問題はこちらのほう。ですから、排卵しているから妊娠するかと言うと、そうではないんです。

渡辺　いま、先生のところに来る患者さんの平均年齢は何歳ぐらいですか。

佐藤　どんどん上がっていますね。初産の妊婦の平均年齢が33～34歳ぐらいですからね。昔は、30歳を超えるとカルテに赤字で「マル高」という印を押していたんですが、いまは半分以上についてしまう（笑）。不妊で来られる患者さんの平均年齢は36歳ですね。

渡辺　男性のほうはどうなんですか。

佐藤　男のほうも年をとってくると、妊娠率が落ちてきます。たとえば、30代と40代では明らかにその差が出てくる。ただ、相手の女性が若いと、男性の年齢の影響はあまりない。逆に女性が年をとってくると、男性は若いほうがいい。不妊は、女性だけの問題ではないんですよ。

渡辺　ほかに不妊が増えている原因はありますか。

佐藤　現実的な話で言うと、昔に比べて性交渉が圧倒的に少ないと思います。

渡辺　ほう。

佐藤　いまの若い人たちが子供をつくらない大きな理由は、子供をつくろうとすると生活が成り立たないということだと思うんです。生まれてからはもちろん、妊娠しようとする時もですね。30代で結婚をしていて子供をつくらない人にその理由を聞くと、夫が夜遅く帰ってきて、すぐ眠ってしまうと。私も疲れてダメだ、一緒に寝込んでしまうと。

渡辺　セックスする元気がないわけだ。

不妊症の主な原因

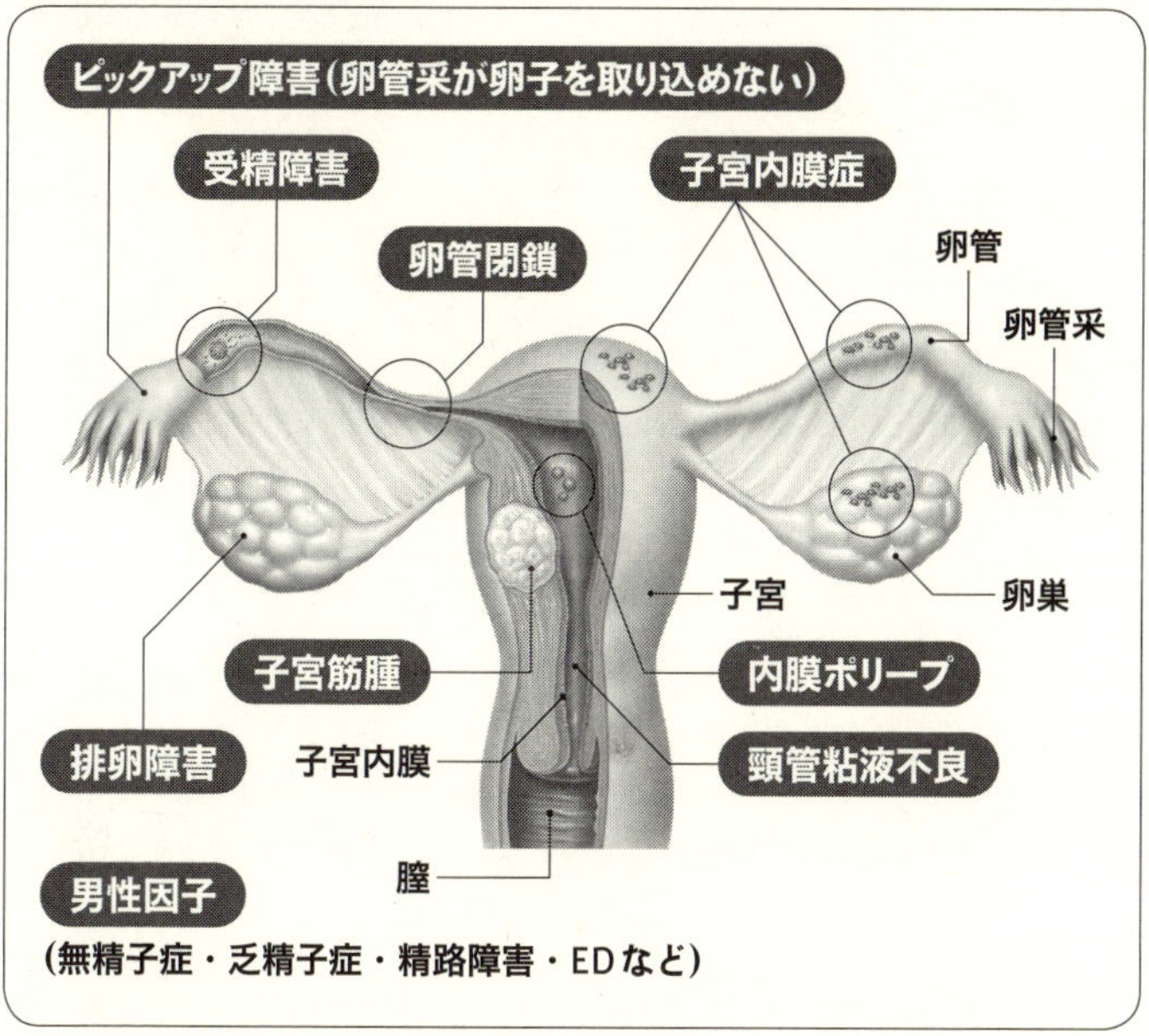

☞不妊症の原因はさまざまだが、主に排卵因子、卵管因子、子宮因子、男性因子、その他（頸管因子、免疫因子など）に大別される。中でも、排卵、卵管、男性の3因子がもっとも多いとされる。また、複数原因が重なるカップルも少なくない。

佐藤　医学的な意味で言うと、月に最低2回ぐらい性交渉がないと、妊娠率はほぼゼロに近くなる。私のところのデータだと、40歳以上のカップルで、月に2回以下が50％以上います。ほとんどゼロというのも20％を越え、合わせると8割。30歳代以下でもゼロというのが十数％にものぼるんです。2回以下が45％ぐらい。

渡辺　僕は、いまの若い人たちは恋愛期間中にセックスをしすぎているような気がする。昔はほとんど婚前交渉なしだったから、結婚後にどんどんした。いまは、結婚した時にはもう互いの新鮮度がなくなっていて、セックスレスになるんだと思う。男性にとって女性の賞味期限は、最初の関係から2年ぐらいじゃないのかな（笑）。

佐藤　男女お互い様でしょうね。たしかにある程度期間が過ぎると、男はだんだんやる気が失せてくる。ですから、不妊治療は遅く始めないほうがいいし、男女とも性的興味の持続には限度があるということを事前にわかっておかないと。

渡辺　結婚という形態は、子供を育てたり、生活の安定感を得るためには有意義だけど、性的欲望とかそのボルテージを保つには、かなりマイナスになるのかもしれませんね。

佐藤　「結婚してしばらく子供なしで二人だけで生活して、5年ぐらいたったら子供をつくろう」なんていう生活設計を立てる女性がいますが、5年後に夫が自分を見る目が変わってくるということがわかっていない。それから子供をつくろうといっても、現実には難しいんですよ。子供をつくる気があるなら、とりあえず結婚はいいからつくりなさいと言いたいですね（笑）。

渡辺　できちゃった婚のほうが正解なわけだ（笑）。ところで、不妊治療外来の場合、まず女性が来るんですか。

佐藤　女性一人の場合が圧倒的に多いです。

渡辺　そこで検査をするわけですね。

佐藤　器質的な異常があればそれに対する治療をする。異常が見つからないか、異常に対する治療をしても妊娠しない時は、妊娠率を上げる治療をする。まず、排卵誘発剤を使う方法があります。発想としては単純で、たくさん卵を排卵させれば妊娠するだろうと。一方、精子をできるだけたくさん入れてやれば妊娠しやすいだろうというのが人工授精です。それでもダメなら、体外受精。ただし、体外受精をやればみんながみんな妊娠するかというとそうではない。

渡辺　当然、男性のほうも調べるわけですね。

佐藤　精子はまず最初に調べますよ。

渡辺　病院で精子を取るわけですか。

佐藤　はい。特別な容器をお渡しして、家で取ってきてもらうこともできます。

渡辺　家で取って病院に持ってきても、精子は生きているんですか。

佐藤　ええ。ふつう、射精後1時間以内なら大丈夫です。常温保存でいい。

渡辺　病院で精液を採取する部屋には、エッチな本とかアダルトビデオが置いてあるといいますが（笑）。

佐藤　私のところにも置いてあります。ところが、男はだいたい精液検査をするのを嫌がる。検査の中でもあんなに痛くない、どちらかというと気持ちいい検査は他にないのに（笑）。

渡辺　何か異常が出るのが怖いんでしょうね。

佐藤　だと思います。私も含めて男はおかしなプライドを持っているから、何とか検査を受けてほしいと説得しなければならないんですよ。

渡辺　検査して、男性に原因があると思われるケースもかなりあるわけですね。

佐藤　男性の精子は、原理的には1匹いればいいわけです。受精するのは結局、1匹だけですから。でも、実際には1匹ではとても妊娠しない。妊娠するには、精液1cc（1ミリリットル）中に2000万という単位の精子が必要なんです。1回に射精される精子の数はふつう数億ですが、一応そのくらいでラインを引いています。もちろん、精子だけに原因を絞るのはなかなか難しいですが、強いて言えば、精子の数が少ない乏《ぼう》精子症の人は不妊カップルの20~30%になると思います。

渡辺　しかし、一般的には女性の側の責任とみられることが多いですね。

佐藤　不妊というと、大体どこの社会でも女性が責められてしまうものですが、それは非常に不公平なものの見方です。極端なケースでは、夫婦間に性交渉がなかったり、夫の精子が少なかったりする場合でも、夫の実家での家族会議という場になると、妻が責められることが多いといいます。

渡辺　そのあたりは、男性の意識も変えていく必要がありますね。

ところで、器質的な異常がある場合の不妊症は、当然、それを治療するわけですね。

佐藤　たとえば卵管が詰まっていたり、通りが悪い人には、カテーテルを通して改善します。外科的な手術をする場合もあります。

また、卵巣に子宮内膜症があって、チョコレート嚢胞《のうほう》という血の塊ができていれば、それを手術で取ることで妊娠率が上がる。子宮筋腫がある場合も、筋腫だけを摘出する手術によって妊娠率が上がります。

精子の数が少ない場合は薬物療法で有効なものもあるのですが、こちらは限界がありますね。

渡辺　そうした器質的な問題がなかったり、手術などで問題を取り除いてもなお妊娠しない場合に、いわゆる不妊治療ということになるわけですね。

佐藤　そうですね。妊娠率を上げるための治療をしていきます。たとえば、タイミング法。排卵する時期を見計らって性交渉をするわけですが、最近はあまりやられなくなっています。

渡辺　効果がない？

佐藤　月に少なくとも3〜4回以上、性交渉があるカップルにとっては、この方法では妊娠率は上がりません。それに、タイミング法をあまりやりすぎると、男性のED（勃起不全）が増える。女性の性交障害も同じように増えます。

渡辺　精神的なプレッシャーがかかるからでしょうね。

佐藤　性交渉は、きわめて非理性的な行為だから楽しいんであって（笑）、「今夜、セックスしてください」なんていうのは、あまりにも理性的すぎるんです。ただ、もともと性交渉が少ないカップルには有効かもしれません。それ以外は、ふつうに排卵4〜5日前から排卵日頃までを中心にセックスしているほうがいい。

渡辺　そうすると、現在は主にどんな治療法を。

佐藤　次のステップは、「排卵誘発剤を使う」、「排卵誘発剤を使いながら人工授精をする」、「人工授精をする」、のいずれかになります。

排卵誘発剤は、排卵をしていない場合はもちろん有効ですが、きちんと排卵していても投与することで妊娠率が上がることがわかっています。つまり、たくさん排卵したほうが妊娠しやすいという理屈です。

渡辺　排卵誘発剤は注射ですか？

佐藤　注射の場合もありますが、多くは経口薬です。そのほうがもちろん痛くないし、双

人工授精のしくみ

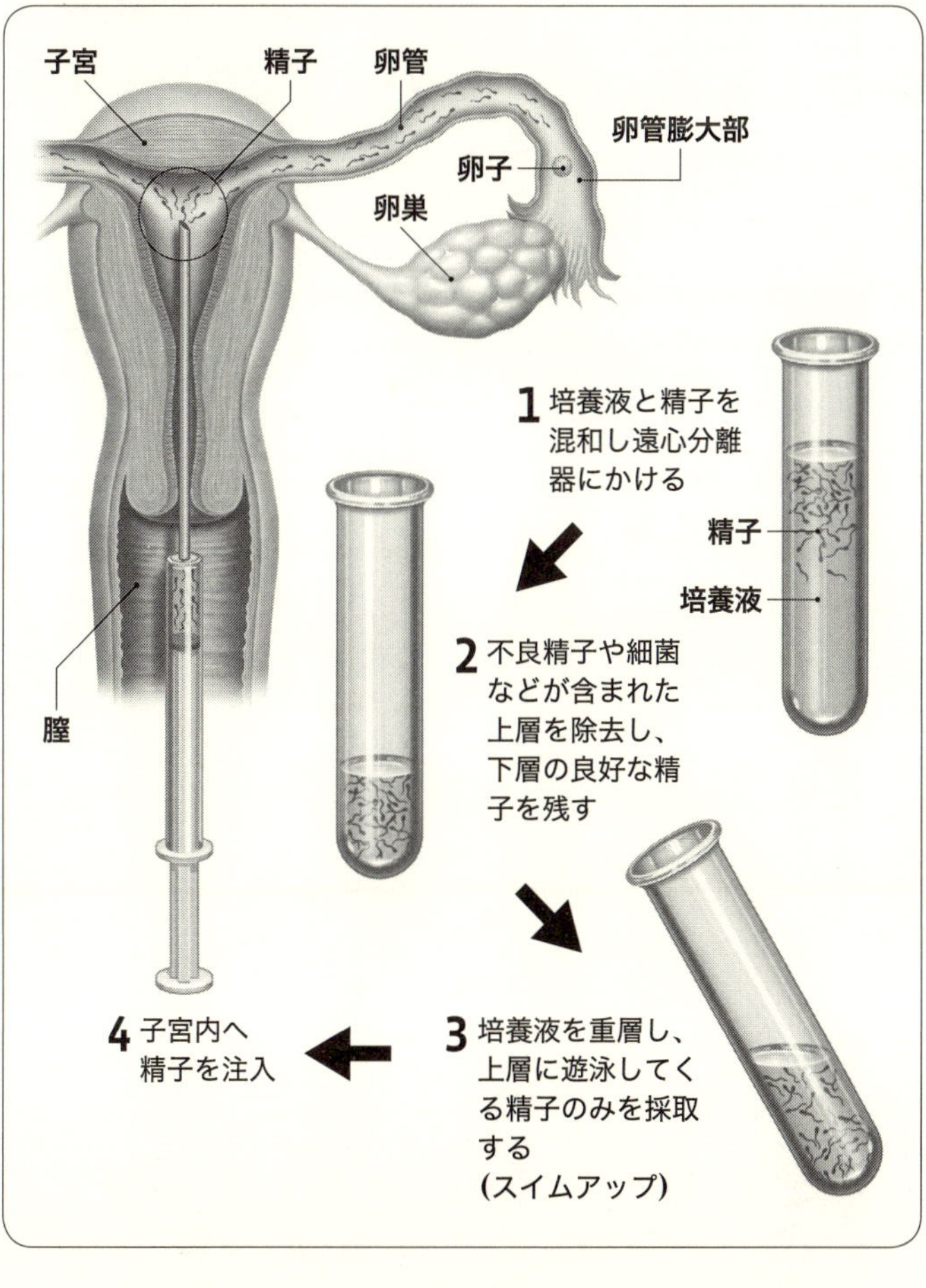
子宮
精子
卵管
卵管膨大部
卵子
卵巣
1 培養液と精子を混和し遠心分離器にかける
精子
培養液
2 不良精子や細菌などが含まれた上層を除去し、下層の良好な精子を残す
膣
4 子宮内へ精子を注入
3 培養液を重層し、上層に遊泳してくる精子のみを採取する
(スイムアップ)

☞人工授精は、男性から採取した精液を女性の子宮内に直接送り込む方法。不妊治療の初期に行われることが多く35歳以下の比較的若いカップルほど妊娠する確率は高い。高齢の場合、最初の数回しか行われないことが多い。

子や三つ子になりにくい。妊娠率は注射のほうが少しいいのですが。

渡辺　それでは、人工授精の具体的な方法を説明してください。

佐藤　まず男性にマスターベーションで、特別な容器に精液を取っていただきます。それを洗浄して、精子を濃縮し、子宮の中に細いカテーテルで入れます。ふつう射精されるのは膣《ちつ》の中ですが、さらに奥の、子宮の中に入れます。

渡辺　子宮の中で卵子が待っているわけですか。

佐藤　いえ、受精をするのは卵管の先端に近い卵管膨大部と呼ばれる場所ですから、子宮に入れた精子はそこまで自力でのぼってもらわなければいけない。

　卵子が排卵されてから元気でいられるのは、諸説あるんですが、たぶん数時間でしょう。それを過ぎると受精能力がなくなる。精子のほうは4〜5日は大丈夫。ですから、卵子が待っているところに精子が駆け寄るというよりも、精子が先に行って待っているところに排卵された卵子が登場する、というほうが現実的には正しい描写だと思います。

渡辺　人工授精でどのぐらいうまくいくものですか。

佐藤　その人のベースになる妊娠率の倍ぐらいです。倍というと、けっこう高いような感じがしますけど、たとえば38歳で結婚して、2年間ふつうに性交渉があって妊娠していない人の妊娠率は、たぶん1％を切ると思います。その倍は、わずか2％。

渡辺　そんなに少ない。

佐藤　人工授精で、妊娠率がある程度確保できるのは、比較的若い35歳以下のカップルですね。もう少し高齢のカップルでは、不妊期間（子供を欲して、避妊なしの性交渉があるのに妊娠しない期間）が短い場合なら、少なくとも最初の数回は期待できますが、期間が長いと妊娠率は下がります。

渡辺　その人工授精でうまくいかないとなると……。

佐藤　体外受精になります。体内から取り出した卵子と精子を外で受精させ、受精卵を子宮の中に戻してあげるのがその基本的な方法です。このためには、できるだけ質の良い成熟した卵子と元気な精子が多くあったほうがいい。場合によってはそれを凍結しておきます。

渡辺　卵巣から卵子を取ってきて成熟させることはできないんですか。

佐藤　卵巣には卵子がたくさんあって、30代でも何万個とある。ただ、それらはすべて未熟な状態でストックされています。それらを取ってきて体外受精できれば、患者さんにとって朗報なんですが、実際にはこの技術は、まだちゃんとしたものがないんですよ。ですから、体内で成熟させた卵子を採卵するために、どうしても注射の排卵誘発剤を使うことが多くなる。

渡辺　なるほど。どうやって採卵するんですか。

佐藤　超音波を使うと、卵胞という卵子が入った袋のようなものが見える。それを見ながら膣のほうから針で刺して取り出します。

渡辺　元気な精子を取るというのは？

佐藤　精液を処理するんです。精液の中の精漿《せいしょう》という液体成分は基本的にいらないので、洗浄する。それから体内で起こるのとまったく同じように、泳がせていい精子を選びだす（スイムアップ法）。培養液の中で精子を競争させて、元気なものだけを取りだすんです。

渡辺　先着何匹までとやるわけですか（笑）。で、選ばれたものだけを卵子といっしょにさせる。

佐藤　卵子の周りにふりかけておくのがふつうの体外受精で、卵子に精子を一個だけ差し込んであげるのが顕微授精です。日本は顕微授精の割合が約半分です。

顕微授精ですと、ふつうの体外受精でうまく受精しない場合でも成功します。また、精子がまったくいない無精子症の場合でも、直接睾丸の中から精子が見つかれば、それを取りだして受精させられます。

渡辺　体外受精の成功率はどれぐらいなんですか。

佐藤　難しいのは、どの状態を成功とするかです。本当の成功率は子供が生まれた時ですよね。でも、通常妊娠というのは、胎嚢《たいのう》という赤ちゃんの入った袋が超音波で確認され

体外受精と顕微授精

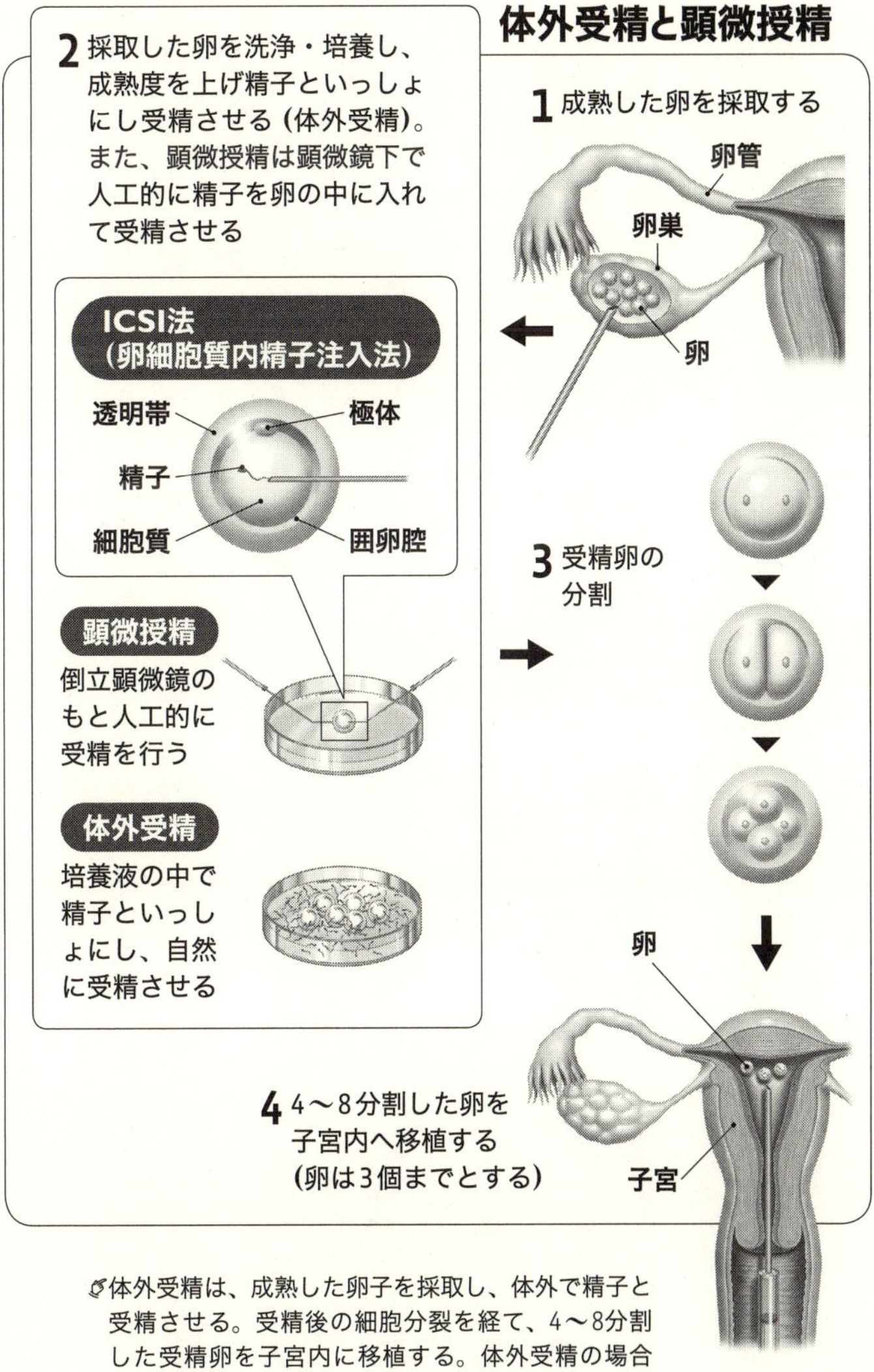
1 成熟した卵を採取する
卵管
卵巣
卵
2 採取した卵を洗浄・培養し、成熟度を上げ精子といっしょにし受精させる（体外受精）。また、顕微授精は顕微鏡下で人工的に精子を卵の中に入れて受精させる
ICSI法（卵細胞質内精子注入法）
透明帯
極体
精子
細胞質
囲卵腔
顕微授精
倒立顕微鏡のもと人工的に受精を行う
体外受精
培養液の中で精子といっしょにし、自然に受精させる
3 受精卵の分割
卵
4 4～8分割した卵を子宮内へ移植する（卵は3個までとする）
子宮

☞体外受精は、成熟した卵子を採取し、体外で精子と受精させる。受精後の細胞分裂を経て、4～8分割した受精卵を子宮内に移植する。体外受精の場合は、治療回数を重ねてもそれほど妊娠率は下がらないと言われている。

た時を指します。ところが、そこから20〜30%は流産してしまう。

渡辺　体外受精の場合、流産の比率は高いんですか。

佐藤　それも難しいところですね。体外受精の場合は、受精卵を子宮内に移植した時から非常に細かく観察しているので、ふだんは気づかないような、カウントされない流産まではっきり確認されてしまうんです。

排卵誘発剤を打っても、卵子を取るところまで行かない人もいれば、取れたけれど1個も受精しなかったという人もいる。若い人とそうでない人で全然違ってきますが、100人が体外受精をスタートしたとすると、受精卵を子宮内に戻すことのできる人は80人ぐらいです。そのうち、35歳以下だと妊娠率は35〜40%は行くと思います。それでもまだ流産がある。実際スタートから最終的に子供ができたというところまで行くのは、たぶん20%ちょっと。

渡辺　その数字をどう評価するかですね。

佐藤　いい状態の自然妊娠と比べても悪くはないのですが、治療法として成り立つ数字ではないですね。何かの手術をするときに「成功率は20%です」なんて言ったら誰も受けない（笑）。35〜39歳だと15%ぐらいに下がり、40歳以上は5%ほどになると思います。

渡辺　案外低いものですね。

佐藤　医療者が正確な数字をちゃんと示していないんですよ。現実的に、できない人たちもたくさんいる。

渡辺　不妊治療はどれくらい続けるものですか。

佐藤　ふつう、一つの治療法で5〜6回の周期、約半年ですね。人工授精、体外受精（顕微授精）、とステップアップしていきます。

渡辺　よく不妊治療はつらいとききますが。

佐藤　体外受精の場合は、麻酔はしていても、やっぱり卵子を取るのは痛い。排卵誘発剤の注射は毎日です。一回一回はたいした痛みじゃないけれど、相当なストレスだと思いますよ。

渡辺　なかなか妊娠しないとプレッシャーも大きくなるでしょうね。

佐藤　体外受精をやっても7〜8割はうまくいきません。しかも医療費が、体外受精では1回あたり20万〜30万円はかかる。

渡辺　不妊治療は健康保険はきかないんですか。

佐藤　きくものもありますが、人工授精も体外受精も基本的にききません。各自治体が定める条件を満たせば公的助成はありますが。

いま私が望むことは、子供ができる可能性を正確にわかってほしいということです。残念ながら、40歳を超えて不妊期間が長い人はその可能性はきわめて低い。年齢の高い患者さんには治療のやめ時を、あらかじめ設定してほしいと話しています。

渡辺　そうでないと、夫婦ともに消耗するだけで。

佐藤　不妊治療というのは頑張って続ければ成功するというものではけっしてない。おカネもかかるし時間もかかる。苦痛もある。だからこそ、逆にやめられなくなるんです。次の一回をやらないと後悔するんじゃないか。百何十万円つぎ込んだ。ここではとてもやめられないと。ですから、まず最初に計画を立ててほしいんです。

渡辺　なるほど……。不妊治療は今後どのように進歩していきますか。

佐藤　医学的には、卵子を体外で成熟させることができるようになるでしょうね。実現すれば、排卵誘発剤を打つことによる肉体的な負担は少なくなります。もう一つは、まったく見通しは立っていませんが、高齢の人の卵子をリフレッシュできるようになるか。社会的な意味では、卵子提供や代理母の問題など、倫理問題の議論を日本でももっと深める必要があります。

渡辺　いろいろ難しい問題を含んでいますね。先生、わかりやすく教えていただきありがとうございました。次は不妊治療を体験した方たちにお話をうかがいます。

患者座談会
私たちが体験した不妊治療の現実

田口早桐《さぎり》さん（41歳）
産婦人科の医師で、夫も皮膚科の医師（44歳）。4歳と3歳の子供がいる。二人とも不妊治療を経て出産した。

まさのあつこさん（44歳）
衆議院議員の政策担当秘書を務めたあと、ジャーナリストとして公共政策などをテーマに執筆活動を続けている。夫は38歳。入籍はせず、不妊治療を開始したのは事実婚8年目。人工授精を行ったあと、体外受精を1回だけ試みたが妊娠せず、治療をやめた。

高橋登志子《としこ》さん（43歳・仮名）
元看護師。37歳で結婚、年齢のこともあり、早く子供が欲しくて受診した。排卵誘発剤、人工授精、体外受精を経て顕微授精を行い、3回妊娠したが3回とも流産。5回目に成功し出産した。夫は43歳。子供は1歳半になる。

プロフィールは座談会収録時（2007年9月）のもの

渡辺　田口さんは産婦人科のお医者さんですね。不妊治療も行っているんですか。

田口　はい。大阪市内の産婦人科病院で、不妊治療を専門に担当しています。

渡辺　その専門家が、自ら不妊治療を受けた。何歳の時に始めたんですか。

田口　34歳で結婚して、半年後に始めました。

渡辺　それは早いですね。

田口　仕事柄、ずっと不妊を扱ってきたので、検査や治療に対する抵抗はまったくありませんでした。

渡辺　ご主人も医師ですから、それなりの理解があったわけですね。

田口　ところが、そうでもないんです。主人は皮膚科ですから、不妊に関してはほとんど何も知らない。私が「何かあやしい感じがするから調べてみよう」と言っても、「なんでそんなことせなあかんねん」と（笑）。

渡辺　不妊症の治療は女性一人でできるものではなく、カップルの問題ですからね。この点がなかなか難しい。

田口　そうですね。私が診ている患者さんでも、たとえば、夫の検査の所見があまりよくないとわかると、そこで治療の話が止まってしまう夫婦もいます。

渡辺　あなたの場合は、どうだったんですか。

田口　主人の精子の数が少ない乏精子症が、主な原因だとわかりました。

渡辺　ご主人は納得されましたか。
田口　本人は顕微鏡を見て「えー、こんなに精子おるやん」って(笑)。でも、実際は全然数が足りてないんですね。何とか説得してようやく、不妊治療しようということになって。
渡辺　妊娠するには、少なくとも精液1ミリリットル中に2000万という単位の精子が必要だそうですね。
田口　はい。それに、主人が逆行性射精だということがあとでわかったんです。精子が尿の中に逆流して、射精してもほとんど外に出て来ない。膀胱《ぼうこう》の中へ行ってしまうんです。
渡辺　逆行性……そんな症状があるんですか。
田口　数は少ないんですが、先天的にそういう症状の人がいるんです。
渡辺　それでは、自然妊娠はほとんど望めませんね。検査でわかったんですか。
田口　いえ、主人がふと、尿の中に精子のようなものが浮かんでいるのを見付けたんです。詳しく調べて見てみたら、精子が混じっていた。主人は、自分で発見したんだと、すごく喜んでいましたけど(笑)。
渡辺　それにしても、さすがお医者さん夫婦ですね。
田口　尿中から精子を回収する方法があるんですが、夫はその、ちょうどいい実験台になりましたね（笑）。

渡辺　あなたのほうには原因はまったくなかった？

田口　検査では自分に原因はなかったんですが、実際に体外受精をしてみると、年齢のわりに卵の発育がすごく悪かったんです。受精させようとしても、全然反応しない。それで時間がかかりました。

渡辺　実際には、どういう治療をされたんですか。

田口　精子の数からすると、私たちには体外受精しか方法がありませんでした。

渡辺　採取した精子を子宮の奥へ入れるのが人工授精。成熟した卵子を取り出して、外で精子と受精させて子宮の中に戻すのが体外受精や顕微授精ですね。ご自分の病院で体外受精をされたんですか。

田口　自分でできることは全部やりました。排卵誘発剤の注射も自分で打って。ただ採卵したり、受精卵を子宮に戻したりするのは自分では無理ですから、別の人に頼みました。

渡辺　のちほどまたお話をうかがいます。まさのさんはどういう経緯ですか。

まさの　私は夫とは事実婚だったこともあって、一緒に暮らし始めてから7～8年、子供ができなくても特に何もしませんでした。ただ、やっぱり孫を待望する声がありまして。

渡辺　ご両親がね。

まさの　私は仕事が好きで仕事が中心の生活でしたから、「子供が欲しくないいんだろう」とか「つくる気がないいんだろう」と思われて、いろいろと言われました。そうじゃないと反論しても伝わらない。それじゃ、もう病院に行くしかないなと。

渡辺　産婦人科に行ったわけですね。

まさの　それまでは、自分が積極的に子供を欲しいと思っていたわけでもなかったので、「不妊」という言葉すら思い浮かばなかったんです。それで、とりあえず近所の総合病院の産婦人科に行ってみたんですね。そうしたら、「うちでは（不妊治療は）やっていません」と言われて、いきなり挫折してしまった。

渡辺　突きはなされた。

まさの　「国は少子化問題を大げさにアピールしながら、産婦人科の実態はひどいもの。あまりにもそっけない」と周囲に話したんです。すると、別の産婦人科を紹介してくれる方がいて、そこへ行ってみました。でも、仕事が忙しい頃で、毎日体温を計るといった、治療のために必要な基礎的なことができなくて、また挫折。

渡辺　結局、治療を始めたのは何歳のときですか。

まさの　39歳のときです。その頃になってタイムリミットが近づいてきたという自覚がようやく出てきた。思い切って仕事をやめて、不妊治療で有名な大学病院に行きました。

トシがトシでしたので、タイミング法を兼ねながらひととおりの検査をして、2〜3ヵ月目ぐらいから人工授精に進んでいくという流れでした。

渡辺　タイミング法というのは、排卵する時期を見計らって性交渉を持つわけですね。しかし、それでも妊娠しなかったと。

まさの　人工授精を2回やって、そのあと体外受精を1回やりましたが、妊娠しませんでした。最初から体外は1回だけと決めていたので、そこで止めました。結局、治療期間は8ヵ月間で、医療費は全部で30万円ほどだったと思います。

渡辺　高橋さんは元看護師さんですね。結婚したのは何歳ですか。

高橋　37歳です。年齢的にも限界に近いので、早く子供ができたらと思っていたんです。それで、婦人科に行って、早めに検査をしておこうと。

渡辺　結婚してすぐに？

高橋　はい。卵管が詰まっていたりすると、治療も大変になりますから。それと、女性の場合、生理の周期に合わせて検査をするので、時間がかかることを知っていましたので。

渡辺　やはり、医療の現場にいる方は行動的ですね。

高橋　でも、一般の市立病院に行って先生に相談したら、「結婚したばかりだし、あせらないでのんびりやったら」と言われたんです。私は、「すぐ体外受精をしてもいいんです」と言ったんですけど。

渡辺　医師によっても意識は違うでしょうね。

高橋　それでも、排卵誘発剤の経口薬を6周期飲んでから、人工授精を2回やりました。でも、いい結果は出ませんでした。その病院には体外受精の施設がなかったので、他の病院に行って、そこでもまず人工授精を2回、そのあと体外受精をやってみたら、受精障害（精子と卵子の相性などの問題で受精卵ができない）があることがわかったんです。だから最初からやっておけばよかったのに（笑）、と。受精障害があれば、あとは顕微授精しか方法は残されていませんでした。

渡辺　採取した卵子に、1個だけ精子を差し込むのが顕微授精ですね。

高橋　で、ようやく顕微授精で妊娠したんです。でも、それから3回流産が続いた。その時、担当の先生に、「妊娠するまでは医者の役目だけど、それから先はわからない」というようなことを言われました。それは事実なんでしょうけど、突きはなされたような気がして、結局その病院がイヤになってしまいました。

渡辺　別の病院を探された。

高橋　少し前までは一部の大学病院がすごく有名だったんですけど、それよりも不妊治療の技術が上のクリニックが増えてきているんです。患者団体に入って話を集めてみたり、自分でインターネットで調べたり、地元の不妊相談センターの医師に相談したりいろいろやりました。不育症の検査もしていただきました。

渡辺　不育症とは?

高橋　流産や早産を繰り返す習慣性流産のことです。特に異常はみられなかったんですが、最終的には顕微授精で有名な都内のクリニックに決めました。そこの先生が、「3周期やってみてダメだったら諦めましょう」とおっしゃって、2回目に妊娠して出産しました。

渡辺　田口さんは何回治療をされたんですか。

田口　私は、いい状態の卵子の数が少なくてなかなか成功しませんでした。体外受精を始める前は、3回目ぐらいまでに成功するだろうと思っていたんですけど、全然ダメ。4回、5回と回を重ねるうちに、すごくあせってきた。開始したのが35歳ですけど、40歳に近づくと体外受精の成績がガクッと落ちることがわかっていましたから、1ヵ月のインターバルを置いて、次の体外受精をするという比較的早いサイクルでトライしたんです。もうダメかなと思った頃に、6回目の体外受精で妊娠しました。

渡辺　卵子の数が少ないとはどういうことですか?

田口　一度に取れる卵子の数は人によって違うんですが、多い人は10個も取れる。たくさん受精卵ができるので、1~2個を子宮に返して、残りは凍結保存しておきます。ダメだったら保存しておいたものをまた返して、と卵がなくなるまで繰り返すんですね。で

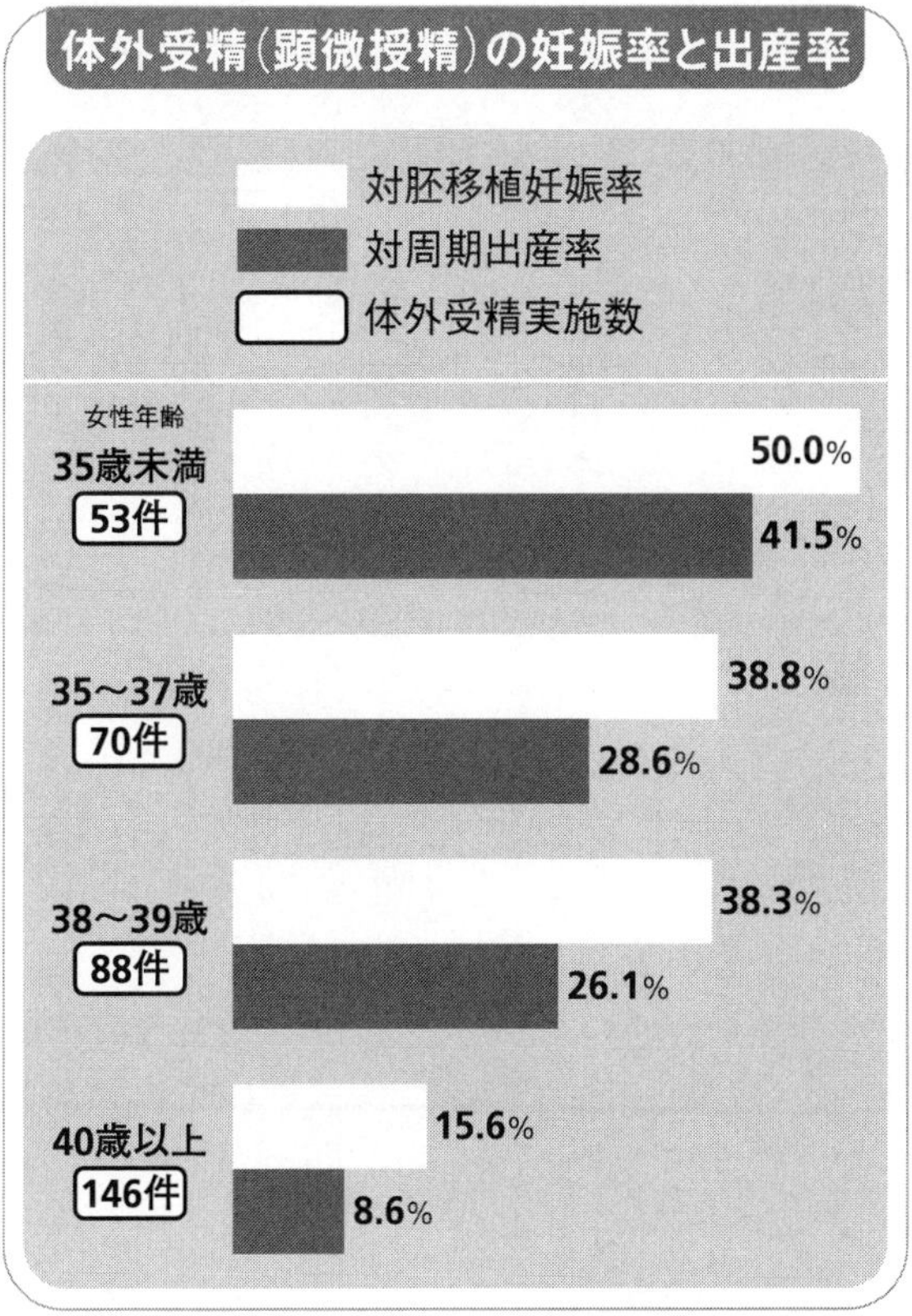

聖路加国際病院'03～'05年のデータ

☞対胚移植妊娠率は「子宮に胎嚢が確認された件数÷胚移植（受精後の分割卵を子宮に戻す）件数」。対周期出産率は「生児出産件数÷体外受精の準備を始めた件数」。

すから、一回の採卵で多く取れると、治療回数が増やせるので成功率も高くなるんです。

渡辺 結局、成功するまでどれぐらい期間がかかりましたか。

田口 2年近くです。それでも順調なほうだと思います。あの状態で2〜3年様子を見ていたら、私の卵巣の状態がどうなったか。

渡辺 まさのさんは、治療のために政策秘書の仕事を辞められたそうですね。

まさの 規則的な生活パターンを守れる仕事や、自分で時間の管理ができるなら、仕事をしながら不妊治療を受けるのがベストだと思います。ただ、私の場合はそれが難しかったんです。

渡辺 実際に、どのぐらい時間をとられたんですか。

まさの 診察の時間自体はそれほどでもないんですが、排卵がいつあるかとか、生理的なタイミングに合わせて診療日が決められるんですね。その日、重要な仕事が急に入ると行けない。

高橋 私は5年ほど治療を続けましたけれど、仕事は二の次にせざるを得ませんでした。

渡辺 不妊治療は「痛い」という話も聞きますが。

高橋 排卵誘発剤の注射が痛いんです。皮下注射よりもさらに深く針を刺す筋肉内注射だから、すごく痛い。

まさの　一本打たれるのも苦痛なのに、体外受精を行う前などは毎日です。左腕、右腕、お尻と打つ場所のローテーションを組むんですけど、ぐるっとひと回りしてもまだ痛みがある……。

田口　お尻腫《は》れますよね。

高橋　これで妊娠するならと思うと頑張れますけど、流産したりするとつらくなります。正直、夫にもこの注射を打ってやりたいと(笑)。

まさの　注射以上につらかったのは採卵です。病院によっては全身麻酔を使うところもあるんですが、私が受診した病院は局所麻酔で、「麻酔を使うから痛くない」と言われていたにもかかわらず、ものすごく痛かった。

渡辺　不妊治療は医療費も高いようですね。

高橋　私は、一回の顕微授精代が1ヵ月の給料以上でした。一日の治療費だけで、それくらいかかりました。

田口　一周期あたり、体外受精で35万円前後、顕微授精で45万円前後でした。

高橋　排卵誘発剤もわりと使ったので、それだけで一日2万円ほどになって。

田口　一本6000円とかしますからね。

渡辺　一日2万円で、それを排卵するまで続ける？

高橋　10～12日ぐらい続けます。卵がいい状態になるまで打ち続けるんです。それ以外にも、顕微授精前後の診察、検査、薬剤投与、そしてカウンセリングも受けていたので、その代金も。

渡辺 まさのさんは全部で30万円ほどだったとおっしゃってましたね。なぜそんなに違うのでしょうか。

高橋 不妊治療は自費診療で保険がきかないんです。

田口 とくに、高度な補助生殖医療（ART）、たとえば体外受精や顕微授精は保険がきかないんですね。

高橋 卵管が詰まってしまっているようなケースなら保険がきくようですけど、私のように年齢が上がって、卵の状態が悪くなってしまったがためという場合はききませんね。

まさの 私がかかった病院は良心的で、保険適用できるものはすべて適用にしてくれました。ただ、中には保険適用できるものも自由診療扱いでチャージするクリニックもあると聞きます。

渡辺 田口さんの場合は自分でやられたから（笑）。

田口 実費ですね。みなさんには申し訳ないですが、注射代だけです。ただ、顕微授精の針一本が数万円、精子や卵子、胚などを培養するための培養液も一本あけたら2万円もします。

まさの 経済的な理由で病院に行けない方も、いらっしゃいますよね。

体外受精における採卵と胚移植

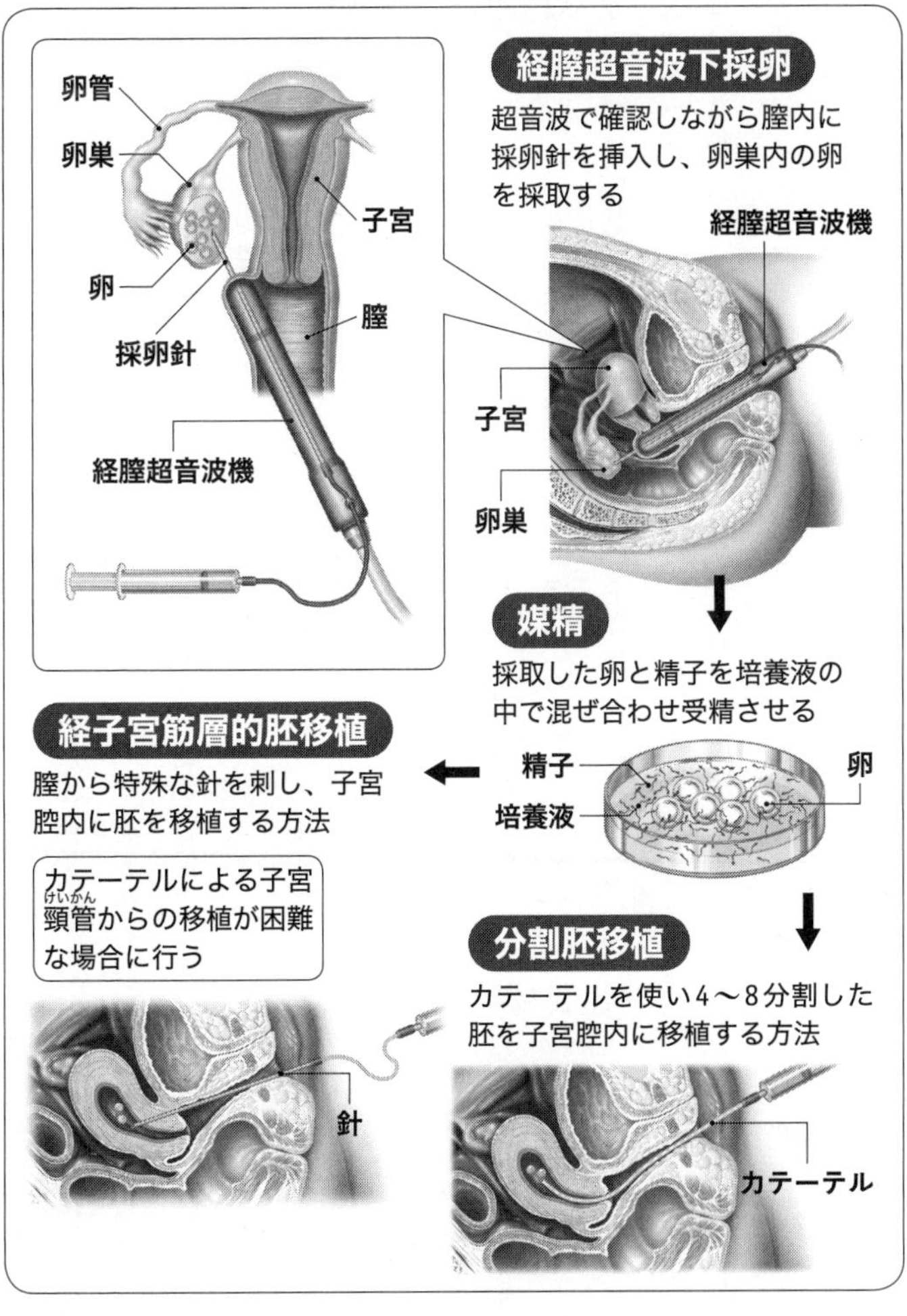
卵管
卵巣
子宮
卵
膣
採卵針
経膣超音波機
経膣超音波下採卵
超音波で確認しながら膣内に採卵針を挿入し、卵巣内の卵を採取する
経膣超音波機
子宮
卵巣
媒精
採取した卵と精子を培養液の中で混ぜ合わせ受精させる
精子
卵
培養液
経子宮筋層的胚移植
膣から特殊な針を刺し、子宮腔内に胚を移植する方法
カテーテルによる子宮頸管《けいかん》からの移植が困難な場合に行う
針
分割胚移植
カテーテルを使い4～8分割した胚を子宮腔内に移植する方法
カテーテル

☞採卵時は全身麻酔か局所麻酔が行われる。膣から針を刺すため、痛みを伴う場合が多い。採卵自体は10分程度で終わる。

田口　いっぱいいらっしゃいます。ただ、'04年から体外受精や顕微授精などを受けた夫婦に対して、治療費用の一部に、国と自治体が助成金を支払う制度ができて、だいぶ変わってきてはいます。少子化対策ですね。自治体ごとに条件や金額が違いますが、このおかげで若い方が治療を受けやすくなりました。若いと成功率も高いですから。

渡辺　不妊治療の開始年齢はできれば35歳までに、と言われますね。それ以後だと、どんどん難しくなると。

田口　たしかに、不妊治療は早くすればするほど成績がいいですね。

まさの　そのことを知らない女性が多いんじゃないでしょうか。私も、病院で初めてデータを見せてもらってショックを受けました。女性は年を追うごとに「妊娠力」が落ちることがわかっているんですから、小中学校の性教育で教えてあげてほしいと思います。

渡辺　皆さん、実際に不妊治療を受けられて、どんなことを感じられましたか。

高橋　私は妊娠したらそのまま出産するものだと思っていたので、何度も流産してしまったのがとてもショックでした。

まさの　一般的に、不妊治療は成功するものだというイメージがあるじゃないですか。現実には、不妊治療を行っても出産できない確率のほうが高いということを、もっと始めから知っておいたほうがいい。

渡辺　自然妊娠より体外受精などによる妊娠のほうが流産の率は高いんですね。

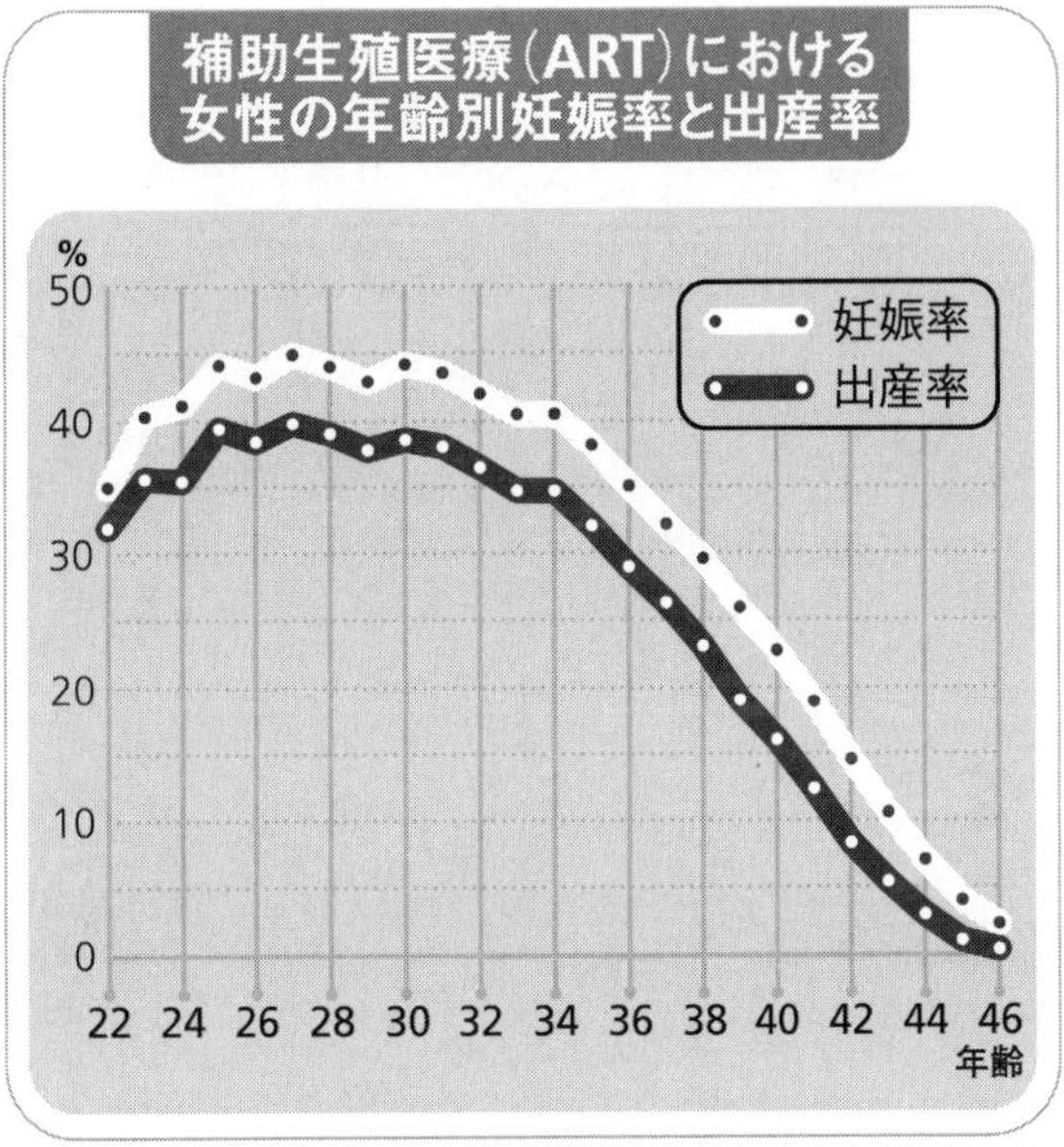

米国疾病予防管理センター(CDC)の'04年データ

☞体外受精など（ART）による妊娠率は、
33〜34歳以降急激に落ちていく。

田口　妊娠反応自体はよく出るんですが、出ただけでダメとか、ある程度育ってもダメという率が高い。もともと、不妊治療を受ける方の年齢がかなり上というせいもあります。40歳を超すと、妊娠しても半分は流産してしまいますから。

渡辺　卵子の状態など、条件自体が悪いわけですね。胎児に異常が見られる確率はどうなんですか。

田口　自然妊娠と変わりません。ただ、多胎妊娠（双子など二人以上の胎児が同時に子宮内に存在する状態）はどうしても多くなりますね。今は、体外受精や顕微授精で、受精胚を子宮内に戻す胚移植数を制限しています。胚の凍結の技術がここ10年で発達したこともあって、それまでのように、妊娠率を上げるために卵子を三つとか五つとか、子宮内にとにかく多く返すことはしなくなってきました。

高橋　三つ子ちゃんや四つ子ちゃんとかいますもんね。

田口　学会では今、胚移植は二つまでとしています。私も、「できれば一つでどうでしょう」と患者さんに勧めます。でも、妊娠率は多く返したほうが高いので、「双子でもいい」とおっしゃる方も多いんです。

高橋　治療中はそういう精神状態になりますよ。何が何でも欲しいと。実際産んでみると、一人でもすごく大変なんですが（笑）。

まさの　将来、お子さんが大きくなられた時に、体外受精で生まれてきたことを話されますか？

高橋　今、悩み中です。

田口　私はもうすでに言ってます。ＩＶＦ（体外受精）ベイビーと。

渡辺　子供にとっては、経緯がどうであれ、ちゃんと自分のお父さんとお母さんに望まれて生まれてきたんだな、ということがいちばん大事だと思いますが。

まさの　私が戸惑ったのは、事実婚だと体外受精ができなかったことなんですよ。

渡辺　え、そうなんですか。

まさの　病院の先生によっては、事実婚でもやってくれることもあるようですけど。私の場合は、痛い思いをして採卵したあとで、「事実婚では、規定でできません。法律婚をしてきてください。それまでこの卵子を凍結しておきます」と。

渡辺　そんなことを……。

田口　私が大学病院に勤めていた時は、戸籍の写しを持ってきてもらいました。

高橋　私も最初、身分証明書を持ってくるように言われましたね。

まさの　たぶん病院もうっかりしていたんでしょうね（笑）。それで、もう市役所が閉まっている時間だったんですけど、いらした方が同情してくれて、すぐ法律婚の手続きをしてもらって。

田口　最近はようやく学会も認める方向になってきてはいるんですけどね。

渡辺　不妊治療にあたって、病院側の対応はいかがでしたか。

高橋　最初に一般病院に行った時、夫の精子の検査をしたら、数が少なかったんです。その結果を彼に何と言っていいかわからなくて、先生に相談したら、「正直に伝えても精子の数が増えるわけじゃない。特に問題なかったと言っていいんじゃないですか」と。そのとおりにしたんですけど、今考えるとそれは失敗でした。

渡辺　ほう。

高橋　夫は自分に問題があるとは思いたくない。だから、妊娠しなかった時に彼に伝えると、「ダメだったのか」と一言で終わっちゃう。「じゃあ、次はどうするの？」という感じで、全部私が主導で進めなければいけない。本当はこっちもすごく辛いのに、もっと一緒に考えて悩んでほしかったんですね。最初から二人で病院に行って、検査結果も二人で聞けばよかったと。

渡辺　男は妊娠させる能力でプライドを誇示するようなところがあるから、そこを否定されると傷つくのかも。精子を調べるのをいやがるのは、もしダメと言われたらと不安になるからで。不妊症治療には、男の意識改革も必要ですね。

まさの　女性のほうにもプライドというか、社会にある〝子供を産めて一人前〟みたいなイメージにがんじがらめになってしまう人もいると思うんです。

渡辺　不妊症治療は単純な医学問題ではなく、社会的な部分も含んだ男女関係の問題ですね。昔は、嫁に来て三年子なきは去る、と言ったんですから。その傾向がいまだに残っていて、不妊というと、女のせいと思い込んでいる人が多い。

まさの　今、7～10人に1組が不妊カップルだということが、学術的にも言われていますよね。それがオープンに話されるようなことになればいいなあと。

高橋　日本も不妊カウンセラーの資格ができましたね。

田口　問題なく出産した人の中には、喜んで子供の話ばかりする人もいますけど、みんながみんな共感できるわけじゃないんですよね。

渡辺　いろいろな女性や男性がいるということですね。皆さん、貴重なお話をありがとうございました。

chapter 2

腰痛

医師対談

福井康之医師 腰痛治療 切るべきか、切らざるべきか

腰痛は、人類が二足歩行を始めたときから宿命付けられた障害といわれている（手を使わずに立って歩行することで、脊椎《せきつい》へ過重な負担が加わることになった）。実際、腰痛に悩んでいる日本人は多い。そして患者が多い分、民間療法もさかんで、腰痛に対する誤解や、誤診も多い。

国際医療福祉大学の福井康之教授は脊椎治療の専門家で、腰痛治療のための脊椎手術を1500例以上手がけている。'06年1月には、みのもんたさんの手術を手がけ、成功させたことでも知られる。福井教授に腰痛治療の最前線をきいた。

渡辺　一般に腰痛というと、整形外科の診察を受けるよりも、まず近所の接骨医や整体師、あるいは鍼灸師《しんきゅうし》などにかかるケースが多いですね。

福井　私は東洋医学や民間療法は否定しません。患者さんが困っている症状が緩和されれば、それでいいと思います。お灸は化膿することがあるとか、カイロプラクティックは関節が脱臼したりするケースがあるので、注意が必要ですが、長い歴史のある鍼《はり》治療などは、比較的安心でしょう。

渡辺　なぜ痛みがとれるのか、科学的な証明がなくても、結果的に痛みがとれればいい、というわけですね。

福井　はい、そのとおりだと思います。ただし、一般的な腰痛、つまり老化や運動不足が原因の筋力低下による腰痛であれば民間療法でもいいんですが、痛みの原因が脊髄腫瘍《せきずいしゅよう》や脊柱管狭窄症《せきちゅうかんきょうさくしょう》などの場合は民間療法では根本的な治療は不可能です。そのままほうっておくと、取り返しのつかないことになります。ですから、腰痛治療で一番大切なことは、何が原因で腰痛が起きているのか、正しく診断することなのです。

渡辺　整形外科の医師でも、椎間板《ついかんばん》ヘルニアと脊柱管狭窄症を誤診するケースが多いそうですね。この両者の違いを簡単に説明してください。

福井　椎間板ヘルニアと脊柱管狭窄症は症状が似ていて、患者さん自身が「ヘルニアになった」と思いこんで医師の診察を受けるケースが多い。それで、本当は脊柱管狭窄症なのに、医師のほうも椎間板ヘルニアと思いこんで誤診してしまうことが多いのかもしれません。
椎間板ヘルニアは、椎間板が外に飛び出して、神経を圧迫して痛みを生じさせる疾患です。

渡辺　ヘルニエイション（ヘルニア）というのは、「逸脱」の意味ですからね。

福井　一方、脊柱管狭窄症は腰椎のなかに「脊柱管」という管があって、その管が加齢現象によって狭くなり、神経を圧迫して痛みが生じます。
ヘルニアの場合は軟骨の変形だから、出たものがまた引っ込むケースもあります。だから、よほどじゃないと、すぐに手術することはありません。しかし、狭窄症の場合は、重症になると自然に治る可能性はほとんどありません。ですから、狭窄状態を改善するためには、基本的に手術以外にないわけです。

渡辺　みのもんたさんのケースはどうだったんですか？

福井　彼は脊柱管狭窄症でした。別の病院でヘルニアと言われたりして、正確な診断を受けるまで、時間がかかってしまいました。

渡辺　みのさんは、福井教授の診察を受けるまで、いろいろな民間療法を試したようですね。

福井　みのさんが、テレビ番組で「腰が痛い」と言ったら、「私のところに来れば治る」

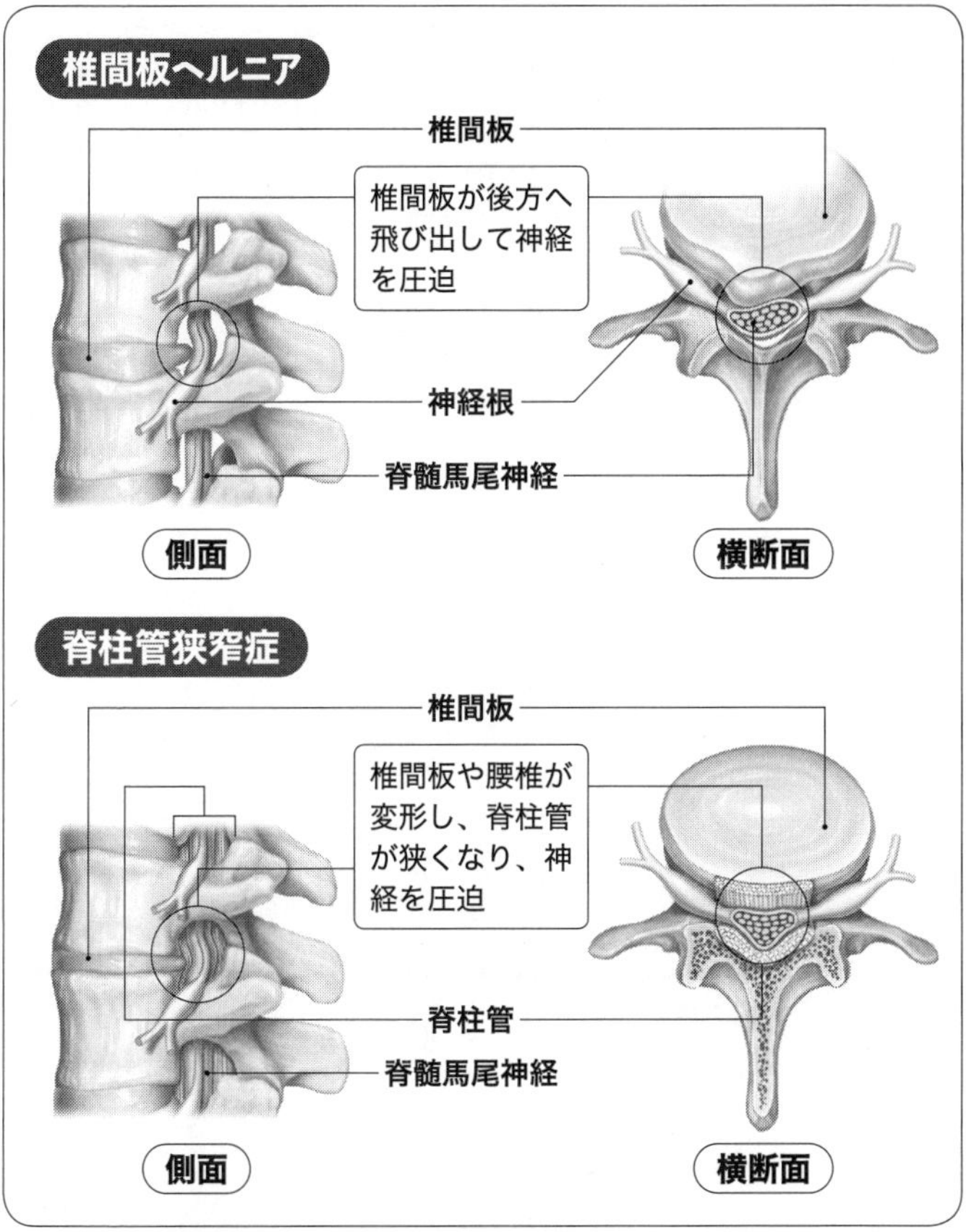

☞脊柱管狭窄症とは、加齢現象で椎間板や腰椎が変形し、脊柱管が狭くなり、そのなかの神経（馬尾神経）が圧迫されて痛みを生じるもの。脊柱管狭窄症の手術は、基本的に背中から切開して、ノミや専用のドリルを使用して神経を圧迫している骨（椎弓など）を切除する。

と、その日のうちに10人以上の人から電話があったそうです。手を（みのさんの）腰にかざすだけで治るなんていうのもあったようです。

渡辺　そんなのは、明らかにインチキですね。インチキな治療に限って、法外な治療費を請求する（笑）。整形外科で診察を受ければ、健康保険が適用されて、安い医療費で済むのに。

福井　基本的に全額保険で治療を受けられます。

渡辺　日本が高齢社会になって、腰痛患者も増加していますね。

福井　先ほども言いましたが、脊柱管狭窄症は基本的に加齢現象によるものです。ですから、高齢化が進めば進むほど、脊柱管狭窄症の患者さんは増えるでしょう。一方、椎間板ヘルニアは20〜40歳くらいの比較的若い人が罹《り》患《かん》します。

渡辺　糖尿病患者は腰痛になるケースが多いと言われていますね。

福井　確かに、狭窄症患者の多くに糖尿病の合併がみられます。みのさんも血糖値が高いですね。私は脊柱管狭窄症と診断したら、その患者さんの血糖値を測ることにしているんです。

渡辺　なぜ糖尿病患者に腰痛が多いのか、医学的に解明されていますか。

福井　実は、まだ解明されていません。ただし腰の障害、特に椎間板ヘルニアは（糖尿病とも関係のある）ある遺伝子によって引き起こされているのではないかという仮説はあります。現在、東大の医科学研究所が腰椎椎間板ヘルニアの発症遺伝子について、ＤＮＡの研究を進めているところです。実際、私自身も椎間板ヘルニアで25組ぐらいの親子を手術していますから、やはり腰痛には家系が関係しているのではないかという感触は持っています。

渡辺　腰痛に長年悩んで、いろいろ治療しても、なかなかよくならないケースが多いですね。

福井　治らない人の中で、注意すべきは精神的理由です。姑が原因とか（笑）。私は以前、栃木県内の病院に勤務していたことがあるのですが、当時、お嫁さんの腰の手術をするときは、病気の内容を説明するために、必ずお姑さんを呼びました。いくら手術がうまくいっても、手術後にお姑さんの理解がないと、腰痛が再発してしまうんですよ。精神的要因で起きる腰痛も多いんです。

渡辺　それを整形外科医に治せ、といわれても難しい。

福井　バブルが崩壊して、一気に日本経済が不景気になったころ、サラリーマンや経営者の腰痛患者がたくさん病院にきました。しかし、何を検査しても異常がないんですよ。リストラされたり、経営が行き詰まったりした心の痛みが、腰に表れたんですね。

渡辺　スポーツをやる人にも腰痛は多いですね。

福井　確かにスポーツ選手で椎間板ヘルニアに悩んでいる人は多いですね。スピードスケートの清水宏保選手もそうでしょう。私が執刀したわけではありませんが、岡崎朋美さんもヘルニアの手術を受けています。

渡辺　ゴルフも腰にあまりいいとはいえない。

福井　プロゴルファーは皆さん腰がとても悪い。往年の名選手、リー・トレビノは7〜8回、腰の手術をしているそうです。ジャック・ニクラウスは、腰ばかりか股関節も痛めて、何度も手術を受けています。ゴルフはものすごい力で関節を回転させますから、腰や股関節、膝にかかる負担は相当なものです。

ですから、医師の立場では、ゴルフはあまりお勧めできません。でも逆に、「ゴルフをやりたいから腰を治してくれ」という人も多いんです（笑）。そういうとき、私は患者さんにゴルフを許可するんですよ。人生なんて、いつ何が起こるかわかりませんからね。好きなことができない人生なんて面白くありません。ですから、あまりやりすぎないで、よく準備体操してと注意するだけです。

渡辺　腰痛予防のため、日常生活での注意点は。

福井　それは、一般的な摂生しかないんですよ。健康管理、肥満防止、それから適切な運動、それに禁煙。太るとお腹が出るから、体のバランスをとるために背骨が反ってしまう。これが腰に負担をかけるのです。

渡辺　タバコもいけないんですね。

福井　ニコチンが椎間板ヘルニアの危険因子であることは明らかです。喫煙は椎間板を変形させる危険性を高めます。アメリカの病院では、腰痛患者に対してスモーカーかスモーカーじゃないか、必ず聞きます。それほど、明らかな因果関係があるのです。

渡辺　喫煙と腰痛の因果関係を具体的に言うと？

福井　タバコを吸うと、体内の血流が低下します。喫煙が血管を収縮させ、血流不全を起こすわけです。それが腰痛と関係しているのではないかと見られていますが、科学的にはまだ十分に解明されていません。

渡辺　腰痛予防のために腹筋、背筋を鍛えるのがいいといわれますが、実際はどうですか。

福井　確かに、腹筋、背筋がバランスよく強い人のほうが腰痛になる確率は低いです。腹筋、背筋は、いわば上半身を支えるコルセットの役割を果たしますから、腰痛予防として腹筋や背筋を鍛えたり、柔軟体操をしておくのはいいことだと思います。

渡辺　でも、運動もやりすぎはかえって悪いんじゃないですか。

福井　ええ、すでに腰痛を抱えている人は腹筋背筋運動を頻繁にやると、痛みが増しますから、止めたほうがいいでしょう。

渡辺　水泳はよさそうですね。

福井　水泳は全身運動ですから、いいんじゃないでしょうか。それに水中だから負荷が少ない。ただ、平泳ぎは案外、腰の負担が大きいから控えたほうがいいかもしれません。

渡辺　入浴もおすすめですね。

福井　腰痛治療のため、温熱療法というのがありますから、入浴はお勧めします。血行がよくなると、腰痛が和らぐケースが多いのです。

渡辺　いま女性の間では、骨盤体操というのが流行っているようですね。骨盤を正しい位置に戻すことによって、腰痛が治ったり、その他の疾患も治ると説明されていますが。

福井　確かに骨盤体操が流行しているようですね。「貴方の骨盤はずれている」と言われると、みなさん、驚いてしまうようですが、その表現は何とも微妙で、実際にレントゲンを撮ってみると、ほとんどの人の骨盤はずれていません（笑）。

そういう意味で、私はおカネを払って特別な体操をするよりも、ラジオ体操でもいいから、自分の生活のリズムの中で体を動かす時間をつくることが大切だと思います。骨盤体操はネーミングが上手だったのでしょう。否定はしませんが、それで何でも治ると思うのは、幻想だと思います。

渡辺　なるほど。

福井　あと、普段の生活では前かがみにならないように気をつけてください。炊事や洗面のときは要注意です。キッチンや洗面所に10～20センチの台を置いて、前かがみになるとき片足をその台にのせると、腰に対する負担が減ります。

渡辺　腰痛で信頼できる医師にかかるために、何か目安はありますか。

福井　たとえば手術を受けようと思ったら、セカンドオピニオンをすすめる医者でしょうね。私は、手術したほうがいいという最終結論に至ったとき、患者さんに、「資料を全部貸すから、他の病院でもういっぺん確認していらっしゃい」と言うんですよ。なぜなら、ハンドバッグを買うときだって、ひとつのデパートを見たあと、念のために別の店にも行ってみるでしょう。それと同じです。「自分についての診断は、一生のものなんだから必ず行きなさい」と私は言います。

渡辺　医師にそう言ってもらうと、患者さんも安心ですね。

福井　セカンドオピニオンというのは、私自身が勉強になることもあるんですよ。自分が気づかなかった点を指摘されることもあるわけですから。

渡辺　それはかなり進歩的な考え方ですね。古い体質の医師だと、患者さんが他の病院に行くと言うと、「オレを信用しないのか。二度と診察しない」と怒りだしたりする。

では、続いて椎間板ヘルニア、脊柱管狭窄症の診断方法や、手術方法などについてうかがいます。脊椎の手術は、脳神経外科医が執刀する場合と整形外科医が執刀する場合とがあるようですね。ところが福井教授が勤務する国際医療福祉大学三田病院は脊椎・脊髄センターを標榜《ひょうぼう》して、脳神経外科医と整形外科医が一体となって治療に取り組んでいるようですが、これは大変新しい取り組みですね。

福井　一般的に国の内外を問わず、脳神経外科と整形外科は仲が悪いと言われていますす（笑）。お互い、プライドを持って仕事をしていますから、どうしても張り合ってしまう部分があります。しかし、うちはそんな垣根を取り払って、一緒にやろうということで、脊椎・脊髄センターを創設したのです。

渡辺　もともと脊椎や脊髄の手術は整形外科の担当分野でした。しかし、40年程前に脳神経外科という新しい分野ができて、「背骨のなかの神経は脳に続いている」という理由から脳神経外科も脊椎・脊髄の手術を手がけるようになりました。それ以来、どちらが手術をするべきか、いろいろ論じられてきましたね。

福井　そのとおりです。一般的傾向として、椎間板ヘルニアで整形外科に行くと、まず手術以外の治療法を受けて、手術は最終手段となります。一方、脳神経外科に行くと手術は比較的早期に勧められますね。たとえば、同じ病院内で診察を受けても、脳神経外科と整形外科の判断が正反対になることもあります。そうなると、患者さんは混乱してしまいます。現在、うちの病院では、手術をするかしないかはスタッフ全員で検討していますが、その最終判断は私が行っています。実際の手術も基本的にはすべて私が監督させていただいております。

渡辺　整形外科の福井教授が脳神経外科の医師と一緒に手術をするわけですね。

福井　現在は日常的に脳神経外科医と一緒に手術をしています。脳神経外科医は、もともとと脳疾患の手術で早い時期から顕微鏡手術（顕微鏡で患部を見ながら手術する）に取り組んでいましたから、彼らは大変手術が丁寧ですし、顕微鏡手術がうまいですよ。おかげで私自身も最近は顕微鏡に慣れてきて、症例によっては手術で顕微鏡を使用するようになりました。

ただ、一般論ですが脳神経外科医は整形外科医と比較すると脊椎疾患に関する臨床研究の経験がまだ浅いので、どの患者さんを手術するか、その判断が整形外科医と異なる場合もあります。

渡辺　整形外科医と異なる判断とは？

福井　われわれ整形外科医の感覚だと、仮に椎間板ヘルニアを発見しても、本当にそれが原因で痛みが生じているのか、疑ってかかります。人間は誰しも多少の椎間板ヘルニアがあるものなんです。ヘルニアがあっても神経を刺激せずに痛みがないケースもある。そうなると、痛みの原因は他にあるわけで、ヘルニアの手術をしても痛みは消えません。ですから私はヘルニアを発見しても、手術するかどうか、非常に慎重です。

渡辺　それは好ましいことですね。

福井　患者さんから見れば、医師が整形外科であろうと脳神経外科であろうと、治ればいいんですよ。医師はその点を忘れてはいけませんね。

渡辺　昔は椎間板ヘルニアと分かると、すぐ手術してしまう時代もありましたが。

福井　手術は、患者さんの身体に大きな負担がかかります。つまり、手術は身体に悪いことなんですよ。私は外科医として、手術のメリット、デメリットを総合的に考えて判断するべきだと考えています。ですから、手術はあくまでも最終的な手段なのです。

渡辺　いま、椎間板ヘルニアの手術は、どれぐらい時間がかかりますか。

福井　基本的なヘルニア摘出術で一番ありがちな腰椎の4番・5番の部位の椎間板ヘルニアでしたら30〜40分。手術法によって手術時間は変わりますが、1時間以上かかることはないですね。

渡辺　以前は椎間板ヘルニアの手術は、2時間近くかかって、切ってみたらヘルニアがなかったというケースもままありました。

福井　昔の手術はヘルニアを発見するまでに時間がかかっていたのでしょうね。現在はMRI（磁気共鳴画像）などの診断技術が発達して、手術前に正確なヘルニアの部位が分かるようになりました。

渡辺　手術はどういう経路でいきますか。

福井　背中から切開していきます。5センチも切らないですね。背中を小切開して、その筋肉を剝がす。さらに腰椎の一部である椎弓《ついきゅう》を一部削って、神経をよけながら突出した軟骨（椎間板）を切除するわけです。患者さんの椎間板自体が非常に傷んでいる場合は、椎間板をすべて取って骨を移植して固定するケースもあります。

渡辺　椎間板をすべて摘出する場合は、空いたスペースをどう埋めるのですか。

福井　骨盤から骨を削って採取し、これを埋め込みます。最近は、優秀な人工骨が開発されていますから、それを使うケースもあります。また、椎弓を削るときに骨のカスが出ますから、そのカスを使うケースもあります。

渡辺　資源の再利用ですね。

福井　はい（笑）。手術で出た骨を機械で砕いて粉末状にします。それにセラミックを入れて混ぜたり、人工骨と併用したりして骨移植術を行います。

渡辺　以前は、椎間板ヘルニアの手術といえば大手術で、手術後も長期間入院しなければなりませんでしたが、最近はどうですか。

福井　昔は手術してからベッドで1ヵ月安静にしていました。それからギプスベッドといって、石膏のなかにはまり込むようなベッドで数週間から数ヵ月間、寝ていなければなりませんでした。いまは、手術をした翌日か、翌々日にはベッドから起きて歩けますし、入院期間は2週間程度です。

渡辺　なぜそこまで短期間で歩くことが可能になったのですか。

福井　一つは、手術自体が低侵襲《しんしゅう》（切開・切除部分が少ない）になったので、患者さんの身体に対する負担が少なくなったこと。もうひとつは、固定技術の進歩。これが大きいですね。昔は手術後、外からギプスで固めるしかなかったのですが、最近はチタン性のインプラント（固定器具）を体内に入れることによって、脊椎をしっかりと固定することができるようになりました。

渡辺　脊椎の手術は、失敗すると神経を傷付けて下半身不随になると、怖がる人も多いですね。

福井　もともと神経に重度の障害がある患者さんは、現在の技術でも気を付けなければなりません。しかし、経験のある専門医が執刀すれば、手術によって下半身不随になる心配はまずありません。

渡辺　では、脊柱管狭窄症の手術はどうやるのですか。

福井　基本的には背中を切開して、神経を圧迫している変形した椎弓を切除します。ただ、最近は椎弓を全部とらないで、一部だけ削りとる方法もあります。ノミや専用のドリルを使用して、神経を圧迫している骨を削りとります。

渡辺　みのもんたさんの手術も、そのように行ったのですか。

福井　そうです。みのさんは腰椎の4番・5番と、3番・4番の間が狭窄していたので、2ヵ所の手術をしたわけです。

渡辺　それで、みのさんは何日で退院したんですか？

福井　手術してから10日目です。みのさんは早期の仕事復帰を強く希望していらっしゃいましたし、術後の回復も順調だったので退院は早かったですね。普通は手術後2週間ぐ

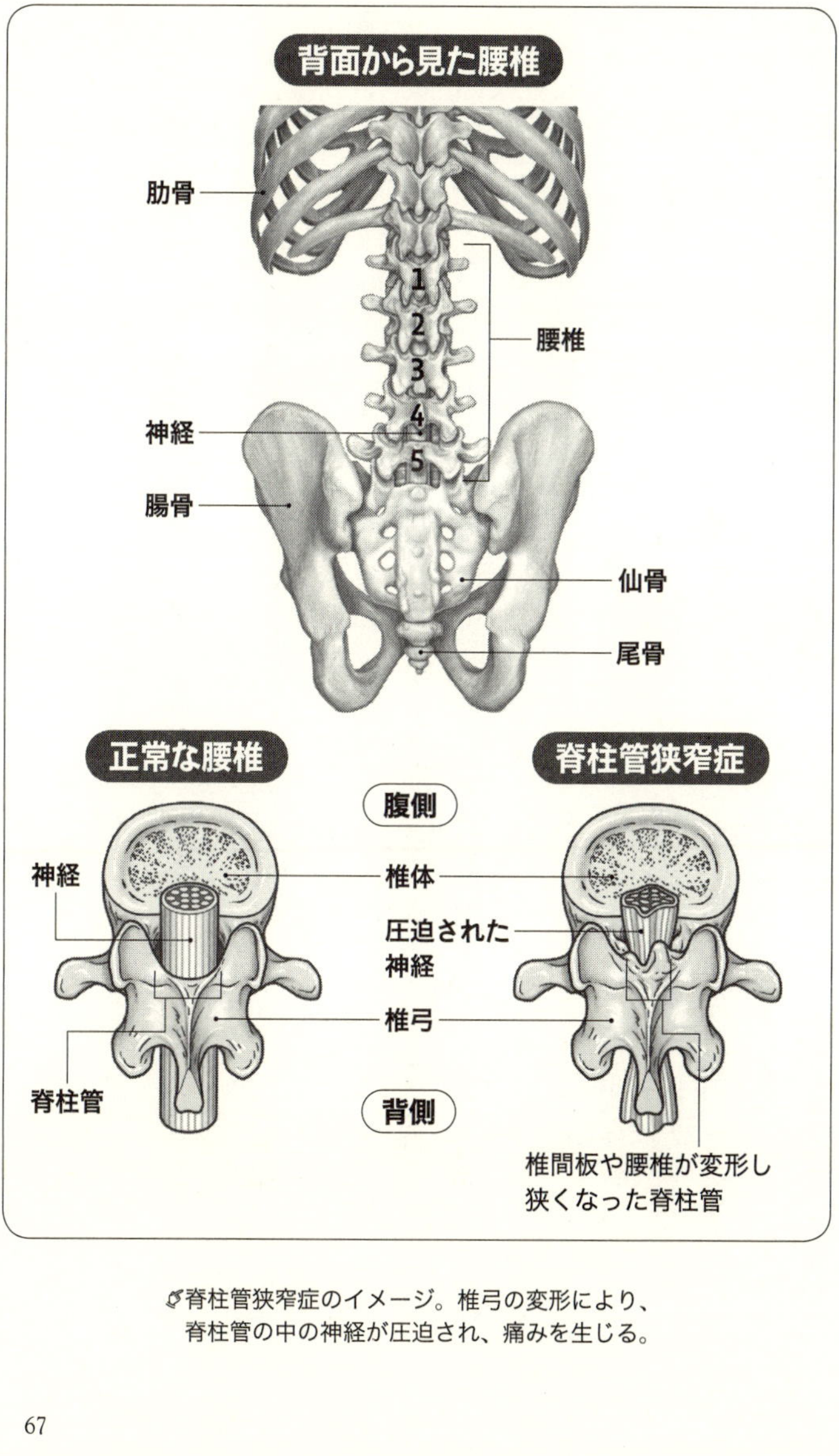

☞脊柱管狭窄症のイメージ。椎弓の変形により、
脊柱管の中の神経が圧迫され、痛みを生じる。

らいで退院となります。

渡辺　腰痛は診断がなにより大切なわけですが、どんなケースの判断が難しいですか。

福井　うちの脊椎・脊髄センターではまず問診を行いますが、脊椎以外の疾患がないか、必ず質問します。女性の場合は婦人科疾患がないか、忘れずに質問しなければなりません。

渡辺　女性は子宮の疾患など、婦人科系の病気で腰痛になるケースは多いですね。その判断が難しいわけですね。

福井　ええ、子宮筋腫や子宮内膜症が原因で腰痛になるケースは多いです。さらに、子宮内膜症の患者さんのなかには椎間板ヘルニアを合併しているケースもあるので、痛みの原因の見極めがポイントになります。そのため、婦人科系の医師とも話し合わなければなりません。医師同士のコミュニケーションはとても大事ですね。

渡辺　もう、セクショナリズムの時代は終わったのですね。

福井　膵炎《すいえん》など、内臓の疾患から腰痛になるケースもありますから、腰痛の診断は難しいですよ。俳優の故・石原裕次郎さんも最初、腰痛を訴えて慶應義塾大学病院に来ました。それで、整形外科でいろいろ検査してみましたが、疾患が見つからなかったのです。それで、内科で腹部の検査をしたところ、解離性大動脈瘤が発見されたのです。

渡辺　私が医療の現場にいた頃は、ＭＲＩという便利な機械はありませんでした。ＭＲＩ

でどこまで分かるようになったのですか。

福井　通常の診断では、MRIの前にまずレントゲン撮影を行います。レントゲンで骨の状態を見るわけです。患者さんの神経の状態を確認する必要がある場合は、そのあとMRIをやります。MRIでは神経や軟骨の状態が鮮明に確認できるので、神経の圧迫状態や椎間板の変形などがよく分かります。

渡辺　椎間板のヘルニアそのものがはっきり見えるんですか。

福井　椎間板内の水分含有量やヘルニアの形状などがはっきりと見えます。

渡辺　すごい進歩ですね。

福井　ただし、MRIで椎間板ヘルニアの存在が分かっても、そこが痛みの原因になっているのかどうか、それはまた別の話です。と言うのも、健常な人のMRIを撮ってみると、50代過ぎの人は、大体50％の方にヘルニアがあるという研究報告もあるからです。つまり、ヘルニアがあっても何の痛みもない人もたくさんいらっしゃるのです。

渡辺　MRIを過信すると危険ですね。

福井　たとえば交通事故にあってムチウチ症、いわゆる頸椎捻挫《けいついねんざ》になった人をMRIで検査したとします。それで頸椎の椎間板が飛び出ていても、それが事故によって起こったものかどうか、証明は難しい場合があります。いわゆる無症候性（症状がない）ヘルニアが事故前から存在していた可能性があるからです。

渡辺　なるほど。ところで、いい病院、いい医師の探し方はありますか。

福井　それは何とも言えませんね（笑）。あえて言えば、自分が暮らしている地域社会での評判が、一番正しいのではないかと思います。私の診察を受けに来る患者さんも、私が治療した患者さんからの紹介というパターンが多いんですよ。

渡辺　いわゆる口コミですね。

福井　はい。もうひとつの方法としては、インターネットで、日本脊椎脊髄病学会のホームページにアクセスしてみるといいですね。そのホームページには、日本脊椎脊髄病学会の認定指導医の名前が掲載されています。そこで自分が暮らしている地域の認定指導医を探して診察を受けてみてください。一つの目安になると思います。私自身、遠くからきていただいた患者さんには、そのホームページを紹介しています。

渡辺　その資格は？

福井　300例以上の手術を経験していることが必須条件で、論文もきちんと発表している医師が認定指導医として認められます。

渡辺　手術の経験が豊富な医師ということですね。

福井　はい、そうです。ただ、脊椎外科の場合、いくら手術が完璧でも、患者さんが術後に「痛い」と言えば治ったことにはなりません。私は、画像上どんなに明白なヘルニアや狭窄症があっても、それを手術すれば必ず治るという確信がなければ患者さんに手術はしません。腰痛を手術で治すことは、本当に難しいんですよ。どれだけ技術が進歩しても、不必要な手術はしないことが大切なのです。

渡辺　大変よくわかりました。ありがとうございました。

特別対談

みのもんた
僕が手術を決断した理由

みのもんたプロフィール

'44年、東京都生まれ。立教大学経済学部卒。'67年文化放送に入社。報道記者を経て、深夜放送の人気DJに。'79年フリーとなり、テレビの司会者として大活躍。早朝と昼の帯番組の司会をこなし、「日本一忙しい男」の異名を取る。

'05年大晦日の『NHK紅白歌合戦』で司会を務めた翌日、入院して腰椎の手術を受けた、みのもんたさん。みのさんの執刀医が福井教授だった。

みのさんは、腰痛発症当初は民間療法に頼り、その後診察を受けた病院でも椎間板ヘルニアと誤った診断をされるなど、手術に踏み切るまで紆余曲折があった（正しい診断は脊柱管狭窄症）。現在は、完全に痛みが消え体調は万全だという。みのさんに、腰痛克服の体験談をきいた。

渡辺　みのさんは手術を受けるまでずいぶん迷ったようですが、そもそも腰痛のきっかけはどのような感じでしたか。

みの　最初に痛みが走ったのは、'05年の3月でした。朝起きたとき、腰に鋭い痛みが走ったんです。「アイテテテッ」って感じで。でも、その痛みはあまり続きませんでした。数日後には自然と痛みが消えていたので、心配ないだろうと思っていたんです。

でも、気がつくと、右の腰骨のあたりから、ふくらはぎの外側まで何となく痛い。最初は、ジムで体を動かせば治るだろうと気軽に考えていたんです。でも、だんだん、立っても痛い、横になっても痛いというふうになって……。

渡辺　その前は何でもなかったんですね。

みの　何ひとつなかったです。ぎっくり腰もやったことがなかった。それで、テレビでひとこと「腰が痛い」と漏らしたら、周囲の反応がものすごかったですよ。腰痛で悩んでいる人がいかに多いか思い知らされました。腰が痛いなら、ここにこういう先生がいる、こんな治療法もある、といった具合でありとあらゆる情報を教えていただきました。

渡辺　それで、どんな治療を受けたのですか。

みの　それは、いろいろやりましたよ。僕自身、腰痛は、鍼《はり》とかお灸、指圧、気功といったもので治ると思い込んでいましたから。それで、有名な先生のカイロプラクティック治療を受けたり、地方在住の有名な先生に東京に来ていただいたりもしました。だけど、全部ウソっぱち（笑）。高いおカネ取られて、全然効きやしない。

渡辺　そんな民間療法を、どれくらい続けたのですか。

みの　半年続けました。僕は番組に出ている間、ずっと立ちっぱなしでしょう。それが辛くて、視聴者が見てもわからないように、透明のプラスチックのイスを作ってもらって、それにお尻をのっけていました。

それで、これはやっぱり病院で診察してもらったほうがいいだろうと思って、行った専門病院でレントゲンやMRIの検査をした結果、椎間板ヘルニアと診断されたのです。その病院で、「（背中を切開しないで）内視鏡で手術できますよ」と言われたんですが、踏ん切りがつかなくて、もう1ヵ所別の病院の診察も受けました。それでも診断は同じでした。

渡辺　腰の手術は抵抗がありましたか。

みの　そうですね。やっぱり手術って怖いじゃないですか。でも、内視鏡の手術だったら、傷口も小さくて済みそうだし、ダメージも少ないようなので、受けてみようかなと思っていたんです。

それで、'05年の6月上旬に、痛み止めを処方してもらってゴルフ大会に参加したんです。薬を飲むとその場は痛みが消えるのでプレーできるんですが、帰宅途中に効き目が切れて、すさまじい激痛に襲われました。これは、もうダメだと手術を受ける覚悟を決めました。そんなとき、知人に紹介してもらったのが国際医療福祉大学三田病院の福井先生だったのです。

渡辺　それで福井教授はどんな診断を?

みの　福井先生は診察を終えると、「みのさんは椎間板ヘルニアではありません。脊柱管が狭窄を起こしています。それで神経が圧迫されている。（ＭＲＩの画像を見ながら）この白いところは滑膜嚢腫《かつまくのうしゅ》といって、水がたまって神経を圧迫している状態です」と言われました。ガーンとショックを受けました。

渡辺　それでは、手術を受けるしかないですね。

みの　そうなんですよ。それで、「内視鏡（手術）でなんとかなりませんか」と聞いたら、「神経の圧迫と癒着が著しいので、メスで開いて目視しながら、正確に神経の圧迫を取り除くしかありません」と言われました。

福井先生は、「僕流の撮り方をさせてください」と言って、造影剤を使ったレントゲン撮影をいろんな角度から行ってくれました（脊髄造影検査）。そのレントゲンの画像を見ながら、僕の状態を微に入り細をうがつように説明してくれたのです。

渡辺　福井教授は、レントゲン画像だけではなくて、背骨の模型を示しながら説明してくれるそうですね。

みの　そうなんです。だから説明がすごく分かりやすかった。それで、「この模型を貸してあげるから、（手術を受けるか受けないか）これを見ながらよく考えてください」と言われたのです。

渡辺　先生の話を聞いて、手術しようという気になったわけですね。

みの　なりました。この先生なら信頼できると思いました。それで、入院日を11月4日に決めて、2週間入院するつもりでレギュラー番組を休む手配をしたら、NHKの紅白歌合戦の司会の話がきちゃったんです。

渡辺　タイミングが悪すぎる（笑）。

みの　「やりたいよなあ、紅白」と女房に言ったら、「ダメよ。腰の水が頭までいったらどうするの」なんてさんざん反対されて、福井先生のところに相談に行ったんです。きっと反対されるだろうと思いながら、「実は紅白の話がきて」と言ったら、「やったほうがいいんじゃないですか」とあっさり言われました（笑）。それで、神経ブロック注射を打つことになったのです。

渡辺　麻酔剤を腰部の脊髄に打つ注射ですね。

みの　それがすごい注射なんですよ。やられた途端に、ガーンという衝撃があって。その痛みは何て表現したらいいのかわからないほどでした。

渡辺　注射の効果は？

みの　腰の痛みはスーッと消えました。でも、打ってから3日目ぐらいからまた痛くなってくる。それでまた打って、ガーンという衝撃で、頭のてっぺんから足先まで稲妻が走りました。

渡辺　じゃあ、紅白の司会をされている最中も、神経ブロック注射で痛みを止めていたんですね。

みの　そうなんです。それで紅白が終わった翌日、元日に入院したのです。

渡辺　入院してから手術を受けるまで、何日かかりましたか。

みの　入院してから3日間はいろんな検査があって、手術を受けたのは1月4日の朝です。

渡辺　手術前後の記憶はありますか。

みの　それが、ほとんどないんですよ。全身麻酔を受けて、気がついたら手術は終わっていました。

渡辺　無事、成功したわけですね。

みの　手術室のなかにはテレビ局のクルーが入っていて、その一部始終が撮影されていました。手術後、そのビデオを見たら、ひと通り処置が終わったところで、先生たちが小さくガッツポーズをしているんですね。

たまった老廃物をきれいに取り除いたあと、圧迫されてひしゃげていた神経が元の状態に戻るかどうかが手術成功のカギだったそうなんです。それが非常にうまくいった。手術室から出てきた先生が、カメラの前で、「大成功です」と言ってました。

渡辺 それはよかったですね。リハビリはいつから始めましたか。

みの 手術の翌日からです。先生が、「みのさん、すぐ復帰したいでしょう」って言うから、「ええ、退院したらすぐに仕事がしたいんです」と言ったら、「大丈夫だから立ってください」と。だけど、膝から下がガクンと崩れ落ちるような感じで立てない。一瞬、手術がうまくいかなくて、足がきかなくなったのかと思いました。リハビリの先生二人に両脇から支えられて、足を引きずるように歩いて、感覚が戻るのを待ちました。

渡辺 テレビでは、みのさんが手術翌日に歩いている姿が放映されましたけど。

みの 事前に歩行練習をして、それからカメラを回してもらったんです（笑）。で、立てるようになると、「筋肉をつける練習をしましょう」と、両足に重りをつけられた。「まだ傷が」と言っても、「大丈夫」って。「おいおい、おれは病人なんだぜ」と思いながら、必死でやりました。

渡辺 みのさんが手術を受けたおかげで、「脊柱管狭窄症」という病名が急にポピュラーになった。これは大変な功績ですよ。

みの ありがとうございます。

渡辺 それで、結局、何日間入院していたんですか。

みの　14日間の予定でしたが、12日間で退院できました。
渡辺　手術後はコルセットを装着したのですか。
みの　1月13日に退院して、6月の頭まで約5ヵ月ずっとつけていました。最初は、石膏で型を取って、お尻のほうまであるコルセット。次は腰の周りだけのコルセットというふうに、だんだん変えていきました。
渡辺　いまは何もつけていないんですね。
みの　はい。いまはコルセットなしでゴルフもできるようになりました。
渡辺　ところで、普段、健康診断は受けていましたか。
みの　受けていました。どこも異常なかったんです。福井先生がびっくりしたんですよ。「噂では（みのさんは）お酒をたくさん飲むという話だけど、肝臓も腎臓も正常値なので信じられない」と。でも僕は昔から血糖値が高いんです。
渡辺　ほう。
みの　入院後、「先生、すぐ手術してくれないんですか」と聞いたら、「血糖値が下がるまで手術はできない」と言われました。血糖値が高いと、手術に悪影響を及ぼすことがあるそうなんですね。それで入院4日目の朝までに血糖値をコントロールして、手術をおこないました。
渡辺　その間は食事を制限したのですか。

みの　そうなんです。栄養士さん二人と、料理人の方一人、合計3人のメンバーがチームを組んで、食事の用意をしてくれました。彼らがどんなものを食べたいか毎日聞いてくれるんですよ。それで、天ぷらだお肉だと言うと、サッとカロリー計算してくれて。

渡辺　それは恵まれた入院環境でしたね。

みの　ただ、お見舞いでいろんなものをいただきましたが、それは食べることができません。当たり前ですけど、入院中はアルコールも一切飲んじゃダメ。ですから、退院した日はその足で飲みにいっちゃいましたよ（笑）。

渡辺　現在も定期的に検査は受けているのですか。

みの　はい。手術後、1年から2年の間は、半年ごとに検査を受けるように言われています。骨の一部を削り取った腰椎や、圧迫から解放されて正常な状態に戻った神経が、その後どうなっているか、定期的に検査するそうです。

渡辺　なるほど。ところで手術の体験者として、現在も腰痛に悩んでいる人たちに言っておきたいことはありますか。

みの　腰が痛くなったら、絶対に整形外科の医師の診察を受けるべきですね。

渡辺　いろんな民間療法も試した末に手術を受けた人の言葉だけに、重みがありますね。

みの　みんな、手術しないで済むのならそのほうがありがたいでしょう。だから、ついつい民間療法にすがってしまうのですね。ただいい加減な民間療法に頼っているうちに症状が悪化してしまうこともあり、これは恐ろしいことです。

渡辺　でも、みのさんは整形外科に行ったのに椎間板ヘルニアと診断されたのでしょう。それは明らかに誤診だった。

みの　そうなんです。だからよい医師に巡り合うことが大切だと思います。

渡辺　現在、医療はどんどんすすんでいるから、同じ専門医でも、よく勉強している医師と、さほどでもない医師とがいる。このあたりの見分け方が難しく、医師にかかってもよく治る人と治らない人と、運・不運がある。みのさんは結果として恵まれたケースであったといえると思います。

患者座談会

メスと民間療法、その見極め方

石井隆一郎さん（23歳）

中学時代のラグビーの練習中、腰に痛みが走ってから7年間、椎《つい》間板《かんばん》ヘルニアによる激痛に耐える生活を送った。保存療法では症状が改善されず、2006年4月に手術を受けた。

弦巻勝さん（59歳）

フリーカメラマン。40代後半からぎっくり腰を繰り返していたが、病院には行かず寝て治していた。ある時、激しい腰痛に耐えられず診察を受け、椎間板ヘルニアと診断されて手術を受けた。

藤谷英志さん（44歳）

週刊現代編集次長。19歳でぎっくり腰になる。28歳で再発し、病院で椎間板ヘルニアと診断される。民間療法で日常生活に支障がない程度に痛みがおさまっている。

プロフィールは座談会収録時（2006年7月）のもの

渡辺　石井さんは椎間板ヘルニアで、福井教授の執刀を受けたわけですが、最初に腰が痛くなったのはいつですか。

石井　中学2年生、14歳のときです。僕はクラブ活動でラグビーをやっていたんですが、その練習中にジャンプして着地した瞬間ものすごい痛みが走りました。

渡辺　それで、すぐ病院に行ったわけですね。

石井　はい、都内の総合病院に行ったら、湿布を貼ってしばらく安静にしていれば治るだろうと診断されました。でも痛みがまったく取れず、悪化して耐えられないくらいになりました。左足の感覚がなくなって、神経痛の症状が始まったんです。それで別の大学病院に緊急入院しました。

渡辺　そこで、どんな治療を受けましたか。

石井　神経ブロック注射（腰部の神経に直接麻酔剤を注射する）を打ってもらいました。すると、それまで痛くて上がらなかった足が、上がるようになったのです。その注射を3回打って、かなりスムーズに足が上がるようになったので、今回は手術をやめようということになりました。そのあとリハビリと筋トレをして、1年半後には、ラグビーの試合に復帰できるまでに回復したんです。ところが、大学に入って2年生のときに、スポーツジムでスクワットをやったら、腰に違和感を感じました。その違和感がだんだん悪化していって、また神経痛が始まったのです。

渡辺　藤谷さんの腰痛はいつから始まりましたか。

藤谷　大学1年ですから19歳ぐらいだと思います。テニスをしているときに、生まれて初めてぎっくり腰になりました。そのときは3～4日で治ったのですが、社会人になって28歳ぐらいのときに、また痛みが出ました。

渡辺　そのとき、なにかきっかけが？

藤谷　ゴルフでラウンドしている途中、腰に痛みを感じたのです。その日は大したことはなかったのですが、だんだん悪くなって、大学病院に行きました。とりあえずレントゲンを撮りましょうと言われて、撮ったんですが、よく原因がわからなくて、「湿布を出します」と言われました。

渡辺　正確な診断がつかなかったのですね。

藤谷　ええ。埒《らち》があかないので、スポーツ整形外科のような専門病院に行ったら、「MRIを撮ったほうがいい」と言われたのです。その専門病院にはMRIの機械がなかったため、別の病院でMRIの検査を受けたところ、第4腰椎と第5腰椎の間の椎間板にヘルニアがあると言われました。その画像写真を持って、先のスポーツ整形外科の先生のところに行って見せたら、「確かに出ているけれども、それが痛みの原因かどうかはわからない」と。「誰でもMRIを撮ると、ちょっとぐらい椎間板は出ていたりする」と言うんですね。飛び出ている具合も、そんなに大きくないので、手術をするより対症療法で治していったほうがいいと言われました。それで「牽引」をやりました。ベッドに寝て、足に重りをつけて身体を引っ張る療法です。

弦巻　牽引は多くの腰痛患者がやってますね。背骨を強制的に伸ばすと、飛び出した椎間板がもとに戻ると言うんだけど、本当に効果はあるんですかね。

渡辺　牽引のやりかたを間違えると、かえって悪くなることもあります。

藤谷　私は牽引をやっても大してよくならなかったですね。

渡辺　弦巻さんの腰痛は何歳ぐらいからですか。

弦巻　僕の腰痛は40代後半からですから、だいたい10年ほど前ですね。あるとき、ぎっくり腰の状態になったのです。息も出来ないくらいの痛みで、横になって背中を丸めて痛みを我慢していました。それでも病院にも行かず、3日ぐらい静かに寝ていれば治りました。その後、同じようにぎっくり腰をやっては、寝て治すということを3回くらい繰り返しました。

ところが、ある年、海へ家族旅行に行ったときです。炎天下で日光浴したり泳いだりしているうちに、急に腰が抜けたような状態になってしまいました。泊まっていた宿の2階の部屋まで、階段を上がれないんです。

渡辺　その後は？

弦巻　夜、痛くて仰向けに寝られない。しょうがないから壁に寄りかかって、座った状態で眠るしかない。これはひどいと思って、東京に帰って自宅で静かにしていました。仕事はできないし、本当に困りました。そのときは重いぎっくり腰という認識でしたから、1週間寝ていれば治ると思っていたのです。ところが、全然治らない。

そんなときに、渡辺先生に中野昇先生という整形外科の医師を紹介していただいたのです。

渡辺　そうでしたね。中野先生は札幌医科大学時代の私の先輩です。アメリカにも留学されて、脊椎手術の分野で、非常に高く評価されていた方です。弦巻さんは以前、私の取材の様子を何度も撮影してくれたカメラマンで、その縁で中野先生を紹介したのですが。

弦巻　中野先生は札幌在住の医師ですが、ちょうどそのとき学会があって東京に出張していたのです。それで、中野先生の診察を受けるため、タクシーでホテルに駆けつけました。

渡辺　そうそう。それでどんな診察を受けましたか。

弦巻　靴を脱いで、足の親指を先生が押さえて、その親指を押し上げてくださいと言われました。椎間板ヘルニアだと、自分の力で足の親指を上げることができないそうなんです。僕は足の親指を上げられなかった。それで椎間板ヘルニアの可能性が高いと診断されたのです。

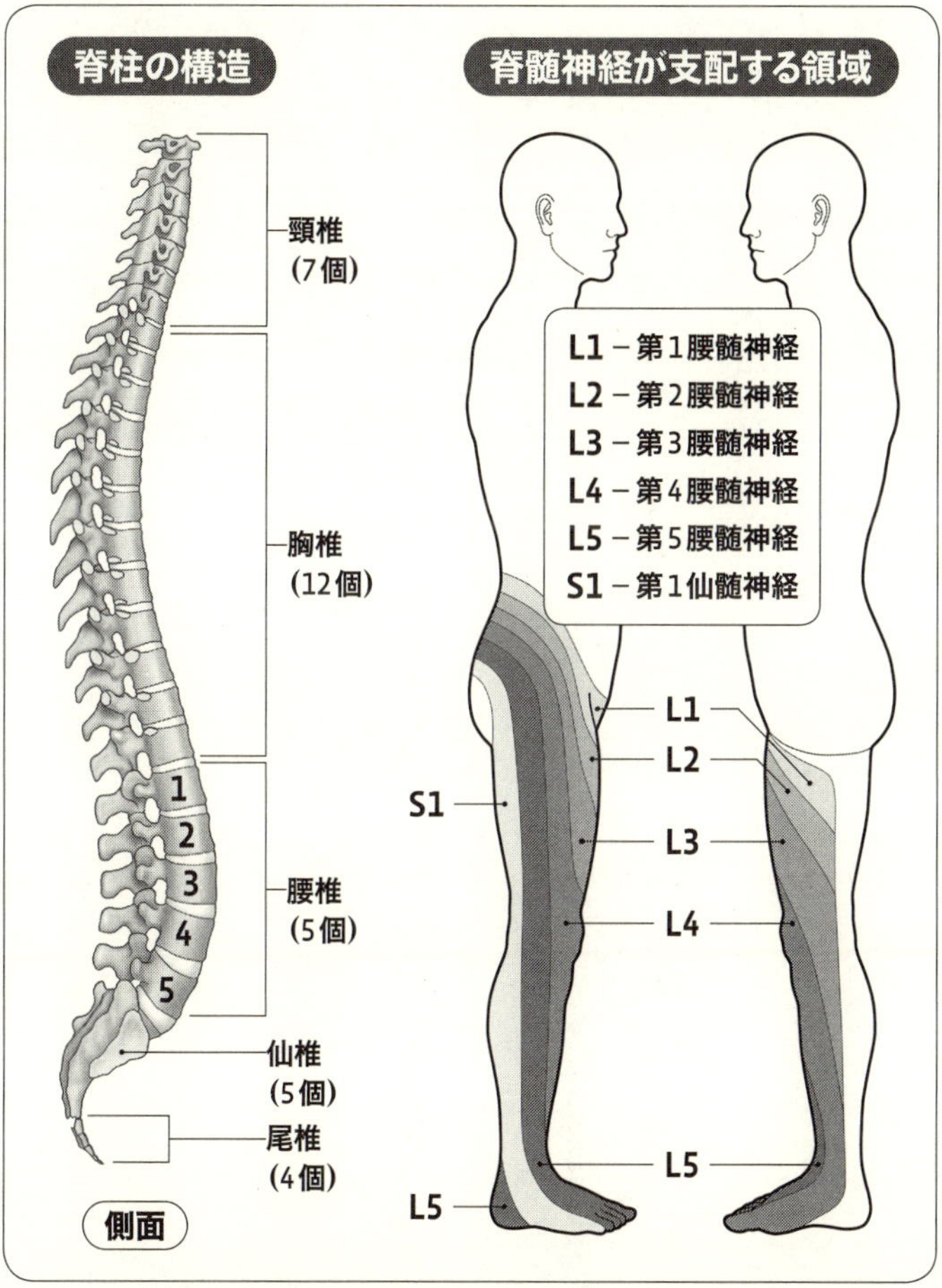

☞下半身の感覚は腰椎（Lumbar spine）からの腰髄神経と仙椎（Sacral spine）からの仙髄神経に支配されており、それぞれが特定の支配領域を持つ。椎間板ヘルニアや脊柱管狭窄症などで圧迫された神経が支配する部位に、痛みやしびれなどの症状が現れる。

渡辺　第4腰椎と第5腰椎のあいだから出る神経（第5腰髄神経）は足の親指を支配していて、そこにヘルニアが発生すると、足の親指に力が入らないという症状が出てきます。

弦巻　それで、中野先生が「よかったら僕のところへ来なさい」と言うので、飛行機に乗って札幌まで行って手術を受けたわけです。

藤谷　それは思い切りがいいですね。

弦巻　渡辺先生が大丈夫だといってくれたので。

渡辺　藤谷さんは手術は受けていないわけですね。

藤谷　はい。「腰痛の手術を失敗すると下半身が麻痺する危険性が高い」と、いろんな方に言われました。それと、手術をしても本当に治るかどうかわからないという不安がありました。腰の手術となると、以前は、リハビリ期間を含めて1ヵ月以上入院するのが普通でした。その間、会社を休まなければいけないし、なかなか手術に踏みきれませんでした。それで、腰痛にいいと言われる療法は片っ端からやりました。

渡辺　たとえば？

藤谷　鍼《はり》、整体、骨盤調整、カイロプラクティック、気功……。

渡辺　何が効きましたか。

藤谷　効くものと効かないものがありますが、僕は、骨盤調整が効きましたね。

渡辺　それは、どういうものですか。

藤谷　腰痛専門の、いわゆる民間療法ですね。平たく言うと関節を曲げたり伸ばしたりしながら、骨盤のズレを治すわけです。

石井　カイロプラクティックとは違うんですか。

藤谷　カイロプラクティックはすごく強い力でパキパキと音をたてながら全身の関節の曲げ伸ばしをやりますね。骨盤調整は骨盤にある関節（仙腸関節）を無理な力をかけずに、ゆっくり調整していくものです。

渡辺　なるほど。

藤谷　ひと口に民間療法といっても、同じ療法で施術が上手な方とそうでない方がいる。いくつか行って、自分に何が合うのかを、少しずつわかっていくしかないなと思いました。あと、1～2回通って効果がなければきっぱりやめる決断も必要ですね。

渡辺　石井さんは、腰痛治療のため、まず手術を選択したわけですね。

石井　はい。僕は第4、第5腰椎の間の椎間板ヘルニアでした。別の大学病院では保存療法（手術をせずに治療する方法）を勧められたんですけど、福井先生は、「石井君は今まで保存療法を十分にしてきましたが、すべて効果が無かったたですね。もし私の息子が君の状態だったら手術をします」と言ってくださいました。

その言葉で手術を決断しました。何とかして強烈な痛みから解放され、普通の生活を取り戻したかったのです。

弦巻　脊椎の手術は、腹開き（腹部から切開）と背開き（背中から切開）とあるけどどっちですか。

石井　腹開きだと手術後の傷跡が目立つかなと思って、背中にしました。

弦巻　若いからね。僕なんか跡はついてもいいから腹を切った。といっても、7センチぐらいのものだから、そんなに目立たないけど。

渡辺　それで、手術の時間はどのぐらいかかりましたか。

石井　椎間板のヘルニアをとるだけでなく、骨を移植して腰椎を固定する手術だったので、3時間ぐらいかかりました。

渡辺　入院期間は？

石井　3週間です。手術して、翌日から歩けるようになりました。筋力があったので、リハビリが早く進んだようです。

弦巻　それは早い。僕は入院から退院まで50日間ですよ。

渡辺　弦巻さんが手術を受けたのは10年前だから。それで、手術後の経過はどうでしたか。

石井　手術前の座骨神経痛は完全に消えました。

弦巻　僕はしばらく違和感が残っていたんですけど、1年過ぎてから全然気にならなくなりました。

渡辺　藤谷さんは、いま腰痛はどうなんですか。

藤谷　いまはある程度、治っています。ゴルフもできますし。ただ無理をすると痛くなることがあるので、気をつけています。

渡辺　腰痛予防のために、日常的に気をつけていることがありますか。

藤谷　やわらかいベッドは腰が痛くなりますね。ですから、固いベッドにしています。あと履く靴が大事なんです。変な靴を履くと、すぐ腰が痛くなる。

弦巻　そう、靴はデザインで選べない。この靴、カッコいいなと思っても、それを履けるとは限らない。重い靴は腰に負担がかかります。ですから、僕の靴はすごく軽いですよ。

藤谷　私は革底の靴は履けないんですよ。革底は硬いので腰に衝撃がくる。ですから、靴はゴム底じゃないと絶対ダメなんです。

石井　僕はストレッチを欠かさずやっています。股関節が固くなると、背骨に負担がかかるそうなんです。毎日股関節を伸ばすストレッチをやっています。

渡辺　腰痛を乗り越えて、自分自身が変わったようなことはありますか。

弦巻　腰痛になる前は、生き方がすごく強気だったし、自分が撮る写真も被写体に対して攻撃的なものが多かったんですよ。ところが、腰痛になってからはすっかり弱気になってしまいました。そういう姿勢になった自分が、当初はいやだったんだけど、最近は悪いことばかりじゃないなと感じています。というのは、自分が弱気になったことで、他人をやわらかい目で見ることができるようになったのです。

歳をとって、身体が弱くなってきてるけれども、だからこそ見えること、気がつくこと、感じることがいっぱいあるんじゃないかと、最近思っています。

渡辺　それは素晴らしいことですね。病気とか障害というものは、治療中はつらいけど、それを乗り越えると、みな人間的に成長するようです。元気いっぱいの人より、優しく深く人生を考えられるようになった、という人が多い。とにかく腰痛になっても、悲観することはない。いまはほとんどが治せるし、腰痛で人生がより豊かになることもあるのですから。

chapter 3

膝痛

医師対談

守屋秀繁医師
隠れた国民病　膝痛の予防&治療法

関節痛で悩んでいる人は多い。特に中高年の方で、膝《ひざ》の関節の痛みのため、通常の歩行や、階段の上り下りで、生活に不自由な思いをしている方はたくさんいるはずだ。

千葉大学名誉教授の守屋秀繁医師（現・鹿島労災病院院長）は、関節外科の専門家で、関節鏡（内視鏡）手術、人工関節手術の第一人者である。

なぜ、年齢を重ねると膝が痛くなるのか、それを防ぐ、あるいは治療するためにはどうすればいいのか。守屋名誉教授にきいた。

渡辺　膝の痛みに悩んでいる人は多いようです。放置しておいても、生命に関わる病気ではないから、ついつい我慢してしまう人も多い。しかし、適切な治療を受ければ、治りますね。

守屋　おっしゃるとおりです。日本人の関節痛でいちばん多いのは膝です。生活水準が上がって、日本人の寿命が延びました。関節痛の患者さんは、年齢を重ねるほど増えますから、日本が高齢社会になった分だけ、膝痛に悩む人も増えたということだと思います。

渡辺　男性と女性では、どちらが多いですか。

守屋　女性のほうが多いですね。男性より女性のほうが長寿ですから。80歳を過ぎた女性の8割以上が変形性膝関節症というデータもあります。

渡辺　何歳くらいから、関節が痛みだすケースが多いのでしょう。

守屋　膝が痛くて、整形外科の診察を受けるのは、男女ともに50歳前後のケースが多いですね。それで、手術を受けて人工関節にする患者さんは60代前半くらいのケースが多い。

渡辺　膝が痛いと言って外来に来る患者さんに、特定の原因はありますか。

守屋　特別に何もない人が一番多いんですよ。高齢で、特にこれまでけがをしたこともないし、一度も膝の手術を受けたこともないという人が圧倒的に多い。つまり、誰にでも起きる可能性がある疾患ということですね。

渡辺　なるほど。つまり、関節痛の一番の原因は、加齢によるものだということですね。それでは、加齢による関節痛が起きるメカニズムを説明してください。

守屋　膝関節にある関節軟骨は、ガラス軟骨といって、ガラスのように硬くてツルツルしています。このガラス軟骨がすり減り、変形して痛みが生じるのが変形性膝関節症です。

渡辺　膝の関節には半月板という軟骨もありますね。半月板は、大腿骨《だいたいこつ》と脛骨《けいこつ》の間にあって、膝関節のクッションの役割を果たしている。この半月板は、線維軟骨だと医学書に書いてありますが。

守屋　そうです。線維軟骨でできている半月板は、ガラス軟骨より弱いので、ちょっとしたはずみで傷ついてデコボコになってしまう。そのデコボコができると、ガラス軟骨との摩擦が大きくなって、少しずつガラス軟骨が変性し、すり減って変形性膝関節症になっていくわけです。

渡辺　変形性膝関節症になる人、ならない人の違いはありますか。たとえば、生まれつきの体質が関係するとか。

守屋　生まれつき軟骨細胞が弱い人が存在することは間違いないと思います。そういう人は変形性膝関節症や変形性股関節症にならないよう、気をつけたほうがいいですね。体

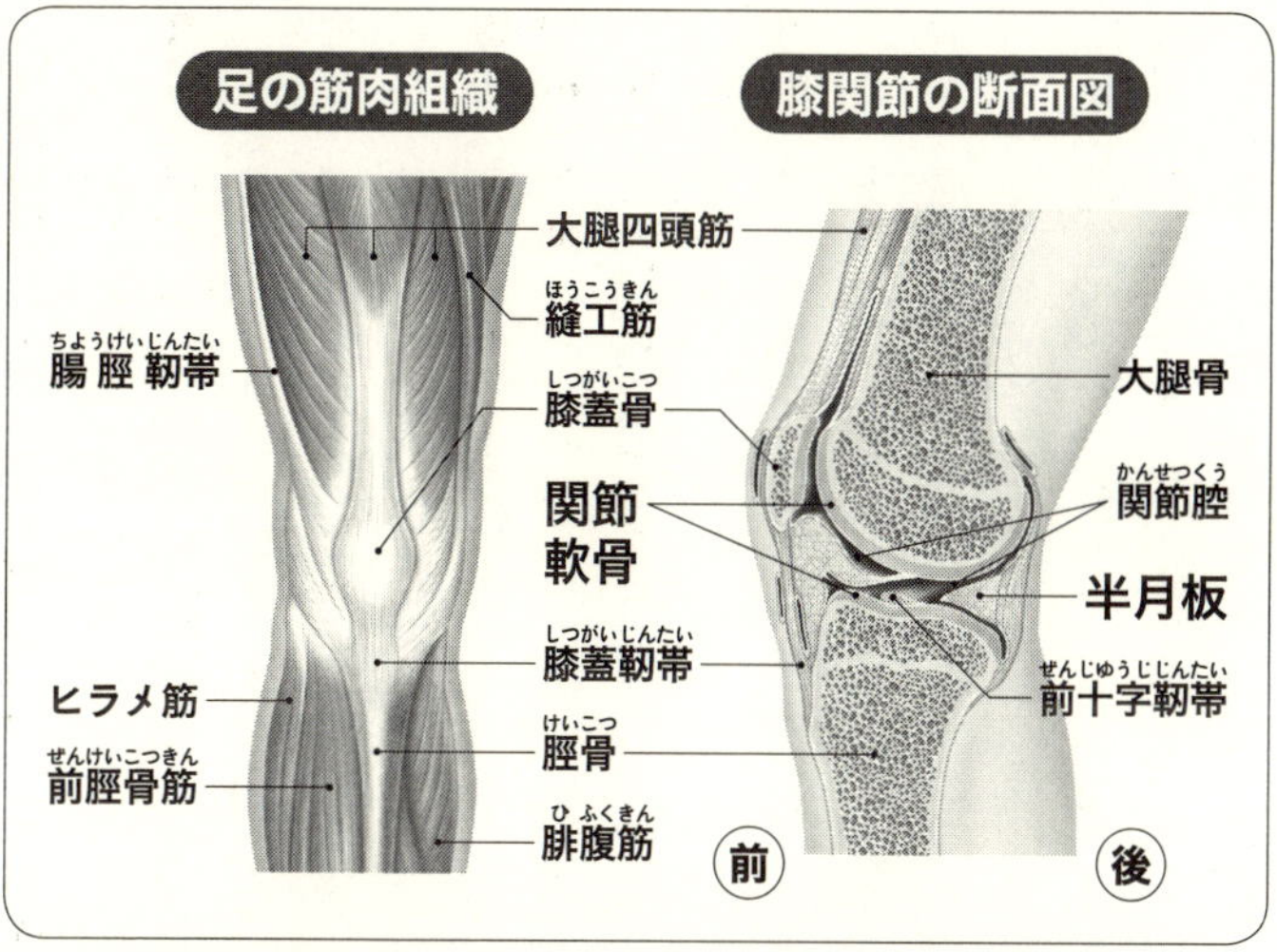

☞変形性膝関節症とは、加齢や肥満、筋力の低下に伴い、膝関節の潤滑・衝撃吸収機能を持つ関節軟骨がすり減り、変形することで痛みが生じる。関節軟骨はガラスのように硬く表面がなめらかでガラス軟骨と呼ばれる。半月板が傷つくと、関節軟骨と摩擦して関節軟骨がすり減り、変性してしまう。階段の上り下りの際、膝に痛みが走ると、それが変形性膝関節症の初期症状。大腿四頭筋を鍛えることで、膝関節への負担を軽減することができ、変形性膝関節症を予防したり、発症しても痛みを抑えることができる。

質は遺伝しますから、両親や祖父母が膝痛に悩んでいるという人は自分自身も関節の痛みに悩む可能性が高いと思います。

渡辺 日本人の骨格は、O脚が多いと言われていますが、それも関節痛の発症と関係はありますか。

守屋 O脚は、膝の内側のほうに体重がかかって、内側の軟骨がすり減っていきますから、どうしても変形性膝関節症になりやすいですね。

渡辺 変形性膝関節症はどのように診断しますか。

守屋 診断は、レントゲン撮影、MRIなどを用いますが、必要に応じて関節鏡を使います。この関節鏡の進歩は大きいですね。これを使えば、誤診することはほとんどないと思います。

渡辺 ほう。僕が医局にいたころは、まだ関節鏡といった便利なものはありませんでした。それは膝のどこから入れるんですか。

守屋 膝蓋骨《しつがいこつ》、いわゆる膝のお皿の下の両脇から入れます。カメラの大きさは直径6ミリほどで、患者さんに腰椎《ようつい》麻酔（下半身だけに作用する麻酔）をかけて行います。これを使えば、関節の中を全部見ることができます。

渡辺 軟骨の変性（軟骨がどのように変形しているか）もきれいに見えるわけですね。

守屋 よく見えます。今は、関節鏡で見ながらメスや鉗子《かんし》を操作して半月板を切除したり、あるいは靭帯《じんたい》を再建したり、そういう手術もやっています。最近は半月板切除の手術を、開けて（切開して）やったことがないという整形外科医が非常に多くなっています。

渡辺　内視鏡の進歩が、外科の手術方法を根底から変えましたね。

守屋　以前は関節の内部を検査しようと思ったら、レントゲン撮影か、せいぜい関節の中に造影剤を入れて軟骨を写す関節造影でしたからね。今は関節造影をすることは、ほとんどなくなりました。

渡辺　変形性膝関節症にならないための予防法はありますか。一般に、関節痛を防ぐために周囲の筋肉を鍛える方法が勧められていますね。

守屋　確かに、筋肉を鍛えている人は関節痛になりにくいし、なってからでも症状をとりやすいです。

渡辺　具体的に、どのあたりの筋肉を鍛えたらいいですか。

守屋　それは大腿四頭筋《だいたいしとうきん》ですね。大腿四頭筋を強化することによって、膝関節にかかる負担は激減します。

渡辺　大腿四頭筋を鍛える方法を、説明してください。

守屋　簡単なんです。仰向けに寝て、足を真っ直ぐ伸ばしたまま、片足を15センチか20センチぐらい上げて、10秒間ほどその位置を保って下ろす。片足が終わったら、もう一方の足で同じ運動を行ってください。患者さんには、それを朝晩10回ぐらいずつやるようにお話しししています。3ヵ月ぐらい続けると確実に効果が現れて、膝の痛みはだいぶ和らぎます。

渡辺　その程度の運動でいいんですね。

守屋　大丈夫です。70歳ぐらいの男性の患者さんで、それこそ一日中、暇があればこの運動をして、1ヵ月後に来られたときには、関節にたまっていた水がまったくなくなり、痛みも消えていたというケースもあるぐらいです。関節症は、軽い場合は、周囲の筋肉を鍛えるだけで治ってしまうんです。

渡辺　毎日やることが大事なんですね。

守屋　はい。根気よく続けることが大切です。痛みが深刻になる前に、40代ぐらいから続けておけば予防効果も大きいです。

渡辺　その他、膝関節痛に効果がある運動は何かありますか。

守屋　変形性膝関節症が悪化していく最初の自覚症状は、膝が完全に伸ばしづらいという症状です。ですから、膝関節を伸ばすストレッチはできるだけやっておいたほうがいいですね。

ジョギングも足の筋肉を鍛える最適な方法ですが、急に始めるとかえって関節を痛めたり心臓に負担をかけたりしますので注意が必要です。

大腿四頭筋を鍛えるエクササイズ

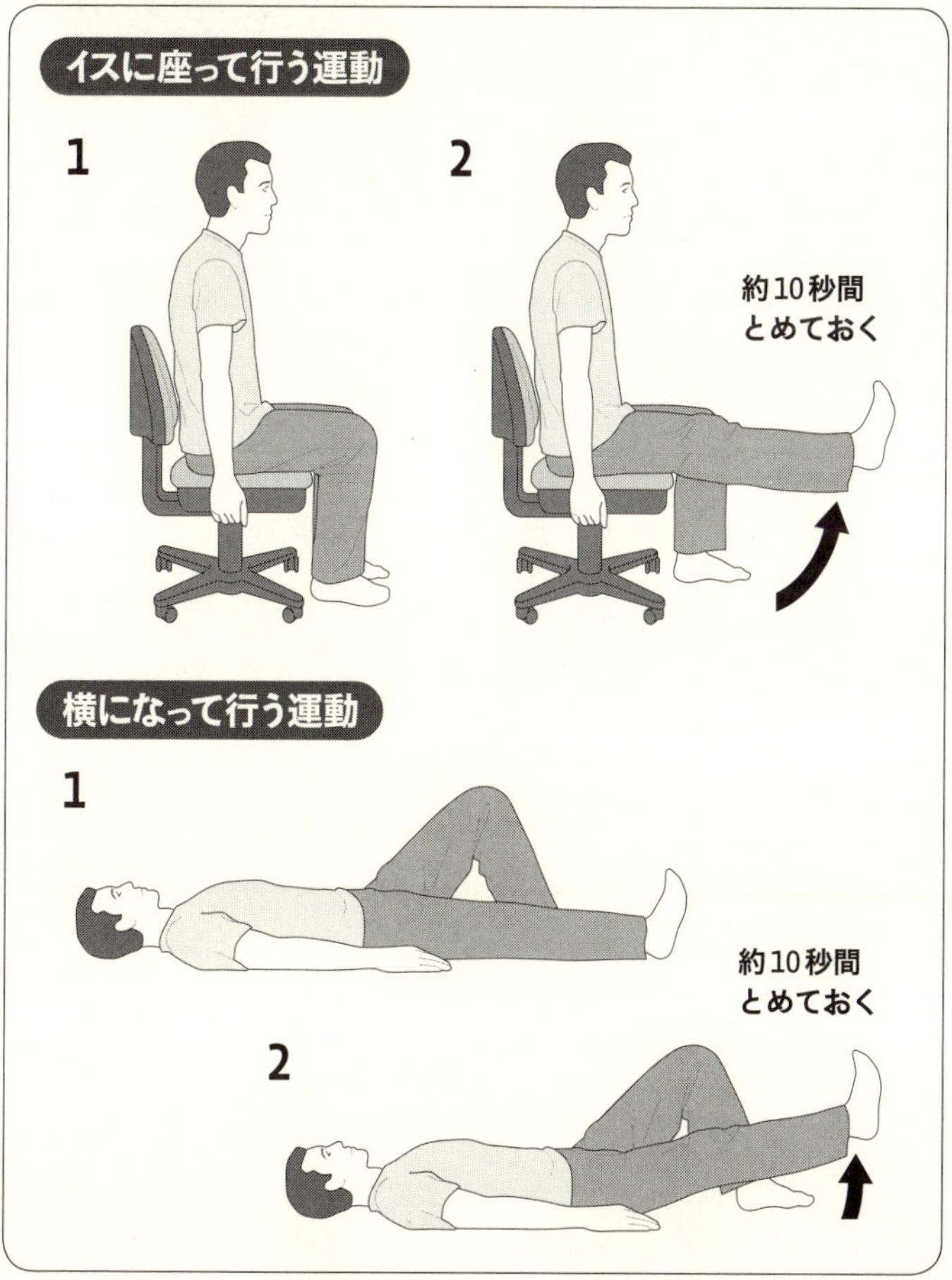

☞大腿四頭筋を鍛えることで、変形性膝関節症を予防することができる。イスに座って行う運動、横になって行う運動、どちらも1日10回程度、毎日行うことで効果が現れる。

渡辺　最近、高齢者の方で公園などを走っている人も多いですね。

守屋　ジョギングは、ウォーキングよりも大腿四頭筋の筋力訓練には効果があります。ただし、ちゃんとした靴を履かなければいけません。底が固い靴で走ると、たちまち関節を痛めてしまいます。ですから、ジョギングをしようと思ったら、専用の靴を購入したほうがいいですね。

あと、ジョギングはかなり心臓に負担をかけますから、心臓に不安のある人はやめておいたほうがいいでしょう。

渡辺　ウォーキングの注意点はありますか。

守屋　ジョギングと同じように靴選びには気をつけてください。ソール（靴底）にちゃんとしたクッションの入っている運動靴か、ウォーキングシューズを履いたほうがいい。質の悪い運動靴は底のゴムがすぐ固くなりますから、注意が必要です。

渡辺　歩く時間はどのぐらいがいいですか。

守屋　人によって差がありますが、朝晩30分ぐらい歩くことができれば、十分効果はあると思います。

渡辺　最近はプールで歩いている人もいますね。

守屋　プールはいいですよ。浮力があるので膝に負担がかからない。一方、水の中で運動すると、ものすごい抵抗がかかるので陸上よりも筋肉を鍛えることができます。

いつもプールに通っている患者さんが、膝に水がたまって、痛い、痛いと診察を受けにやってくることがあります。よくよく事情を聞いてみると、「風邪をひいてこの１ヵ月プールに行ってないんです」なんて言うのです。それで、風邪が治って再びプールに行き始めると、膝にたまっていた水がなくなり、痛みが取れる。そういう方がけっこういらっしゃいます。

渡辺　泳ぐより歩くほうが効果的ですか。

守屋　泳ぐならクロールか背泳がいいですね。平泳ぎは、膝の内側に力がかかるので、控えた方がいいでしょう。

渡辺　ゴルフはどうなんですか。

守屋　ゴルフは膝や股関節などに負担をかけます。私自身、ゴルフが好きで、できるだけ多くラウンドすることを目標にしていますが、ゴルフをした日は必ず、家へ帰ってから腰と脚のストレッチングをやって、そのあとマッサージ機に乗ります。そうすると、翌日、まったく平気ですね。

渡辺　温泉に行くとよく、適応症として関節痛とかリウマチと書いてありますが、効果はありますか。

守屋　温泉は関節を温めますから痛みが和らぎます。

渡辺　僕は治療の原点は気持ちいいことだと思うんです。自分に気持ちいいことをしている分には、間違いはないのではないか、と。
たとえば、外科の治療で、患部を冷やすのと温めるのと、どっちがいいかと聞かれますね。僕は、医師が決めるより患者さんが気持ちいいほうをやればまず間違いないと思っていますが。

守屋 それは、うちの大学で調べたことがあるんですよ。どういうことかと言うと、膝関節の内部の温度を測ることができる装置で、患部を冷やしたケースと温めたケースを測定してみたのです。すると、冷やしても温めてもどちらも関節の中は温度が上がることが分かったのです。だったら、治療は本人にとって気持ちのいいほうでいいんだということになった。渡辺先生の結論と一緒です（笑）。

渡辺 気持ちいいことは治療の基本ですね。
では続いて、膝の人工関節手術など、最先端治療についてお話をうかがいたいと思います。変形性膝関節症の治療方法として、「骨切り術」という手術方法がありますが、守屋教授はこの手術が得意だそうですね。

守屋 最近、一般的な手術では手術機械が発達して、誰が手術をしても結果があまり変わらなくなりましたが、この骨切り術は、まだ医師の技術や経験がものをいいます。得意というわけではありませんが、私はこの手術を好んで行っています。

渡辺 なるほど。この手術はどういう患者さんに対して行いますか。どんな人でも大丈夫というわけではありませんね。

守屋　この手術を受けると、骨がつくまでに1ヵ月ほどかかります。さらに手術後のリハビリに半年近くかかりますから、骨のつきが遅い高齢者にはお勧めできません。だいたい、60代前半までというのが、この手術を受ける大きな条件になると思います。

渡辺　この手術は、脚の骨の一部を切除して、脚全体の歪《ゆが》みを矯正する手術ですね。どこの骨をどう切除するのか、説明してください。

守屋　術者によって多少違いはありますが、私はまず、腓骨《ひこつ》の一部を切り取ります。そのあと、脛骨をくさび形に切り取ります。で、骨をピタッとくっつけて、金具で固定する。1ヵ月ほどで骨がつながります。そうすると、今までO脚だったのがX脚になる。X脚にして体重が外側にかかるようにするわけです。

渡辺　手術後、日常生活に悪影響はありませんか。

守屋　何もないです。ただ、体質的に軟骨が弱い人が変形性膝関節症になるわけですから、手術を受けて、ある程度年数を重ねると、また軟骨が傷んできます。ですから、骨切り術を行うときには、患者さんに、「この手術の効果が保たれるのは10年から15年ですよ」と説明します。

渡辺　骨切り術の手術を受けて、10年から15年たったら、人工関節にすればいいわけですね。

守屋　はい、人工関節がだいたい20年ぐらいもちますから、60歳ぐらいのときに人工関節にしても、80歳までは大丈夫です。

渡辺　骨を切除するのは電動ノコギリですか。

守屋　電動ノコギリで切ると熱を生じて、切った骨の表面が火傷《やけど》します。そうなると、手術後なかなか骨がくっつかないんですよ。ですからノミでやります。

渡辺　大工の職人さんのようですね。

守屋　先ほども言いましたが、私は骨切り術が好きなんですよ。人工関節の手術はマニュアルがあって、そのとおりに骨を切っていけば誰でもできる。ところが、骨切り術は、名人がやらないとピタッと合わない。これは整形外科医冥利《みょうり》に尽きます（笑）。

渡辺　微妙な角度とか、そのへんがベテランの熟練の技なんですね。

問題は、名人がやっても、ヘタな医師がやっても、健康保険の点数は同じだから、医師が得る報酬は同じということですね。ひどいケースだと、ヘタな人が失敗して再手術をすることになったら、むしろ報酬が倍になる。これでは、名人がやる気をなくしてしまいます。

守屋　渡辺先生にそう言っていただけると嬉しいですけど、自分の立場ではなかなかそうは言えません（苦笑）。

渡辺　ところで、最近の若い医師には、どのような指導をしていますか。

骨切り術

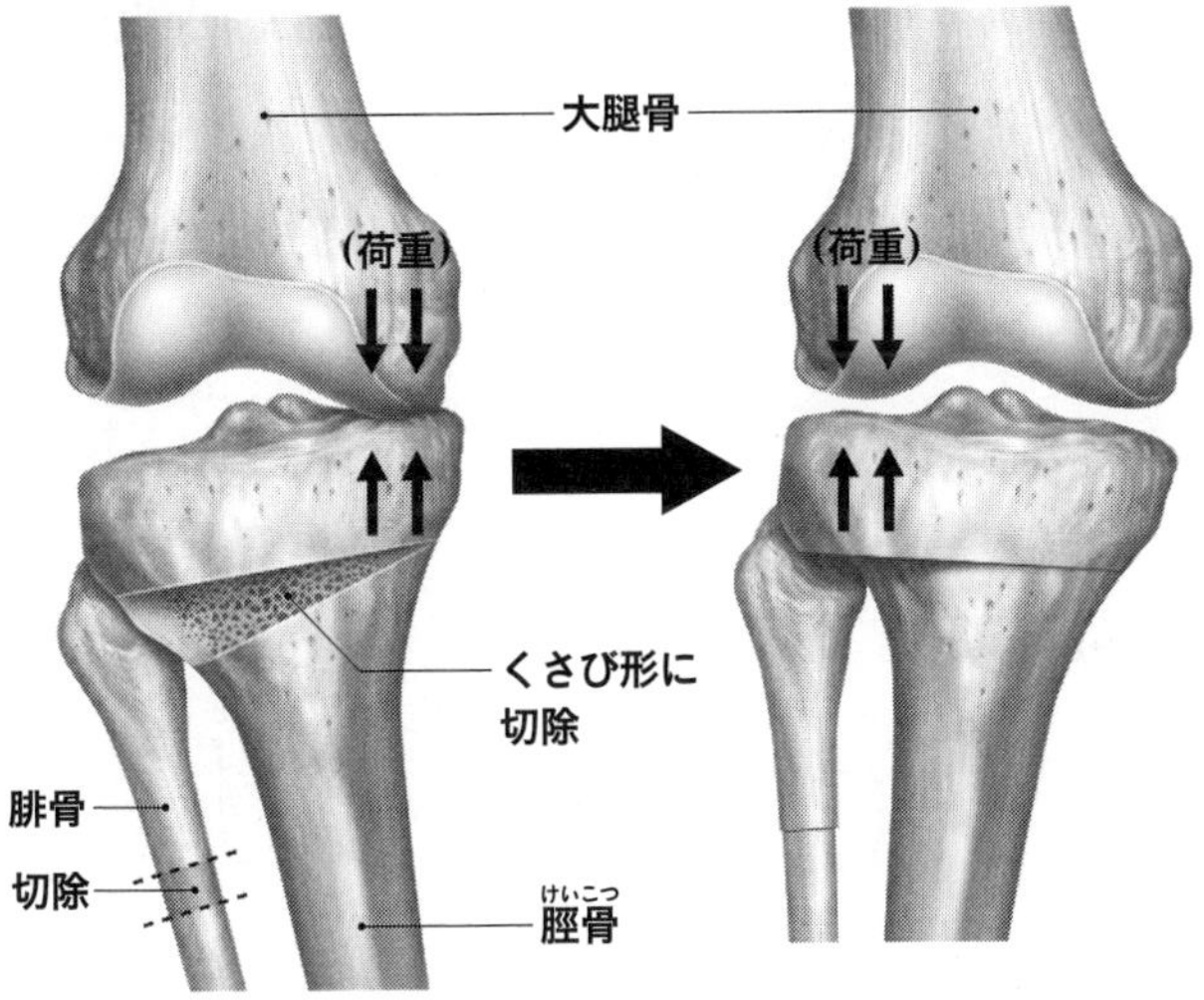

日本人の体型はO脚が多いため、膝関節の内側に負担がかかり、内側の軟骨がすり減って変形性膝関節症を発症するケースが多い。膝関節内側への荷重を矯正するため、脛骨をくさび形に切り取ってつなぎ合わせる手術が「骨切り術」だ。この手術により、O脚がX脚になり、膝関節の荷重は外側にかかり症状が緩和される。

守屋　若い医師達が私の技術を教えてほしいと言うんですが、手術には教えられないことも多いんですよ。その場で何かアクシデントに遭遇したときに、どう判断するかということが大切なのですが、そんなときの対応は教科書には書いてない。自分で経験を積むしかないのです。仕方ないので私の技術を学びたい医師には、私の助手をするように言っています（笑）。

渡辺　外科手術は、そういう職人芸的なところがありますね。膝の人工関節の手術のほうは、ある程度のマニュアルが確立されているわけですね。

守屋　はい、人工関節には手術のマニュアルがあります。しかし、私はこちらの手術も経験とカンでやっています。

　将来的には「これをこういうふうに切りなさい」というコンピュータの指示に従って手術をするほうが、成功する確率が高い時代がやってくると思います。しかし、現在の医学におけるコンピュータの力は、まだ私の力には及びません。私の腕のほうがずっと上ですよ（笑）。

渡辺　なるほど。ところで、人工関節の素材は何ですか。

守屋　こちらに持ってきたのはチタン製ですが、ステンレス製のものもあります。骨の部分はアクリルで作った模型です。脛骨のいちばん上を平らに切って、人工関節を取り付けます。

渡辺　（実物の人工関節を手にとりながら）この人工関節が20年もつわけですね。
守屋　シミュレーションの機械があって、一日中人工関節を入れた膝の曲げ伸ばしの実験をやっているんですが、20年ぐらいもつだろうという結果が出ています。
私が両膝を手術した患者さんが、心筋梗塞で急逝なさったとき、娘さんが電話をくださって、「母は両膝の人工関節のおかげで、晩年も充実した生活を送ることができました。『私の人工膝関節は守屋先生からお借りしているものだから、自分が死んだときはお返ししてほしい』と話しておりました」と言うんです。
それで、その患者さんが入院していた病院に若い医者を行かせて、病理解剖をして両膝の人工関節をいただいてきました。術後、片方が7年、もう片方が8年たっていましたが、調べてみたら、ほとんど変形がありませんでした。これなら20年は大丈夫だろうと確信しましたね。
渡辺　いいお話ですね。ところで人工膝関節の手術を受けると、費用はどのくらいかかりますか。
守屋　片脚のセットで70万円ぐらいです。手術の後、だいたい1ヵ月間ほどリハビリを行うわけですが、それらの費用を合わせて、診療報酬の請求額としては片脚の手術で合計120万円強ぐらいでしょうか。
健康保険が適用されますから、患者さんが3割負担すると、実際に支払う金額は30万

～40万円ぐらいですね。

渡辺　最近は、テロ対策で空港の警備は異常に厳しいですね。人工関節だと、空港の金属探知機には引っかからないんですか。

守屋　引っかかることがあるようです（笑）。そのため、患者さんの中には、外来のときにデジカメを持って来られて、人工関節の写真を撮っていく方がいますよ。空港で、「私の膝にはこういうのが入っています」と写真を見せるそうです。同時に手術の傷も見せれば、ゲートを通してくれると言ってましたね。

渡辺　ところで、関節痛といえば、関節リウマチで悩んでいる人も多いですね。リウマチについて説明してください。

守屋　人間は、何か病気が起こると、それに対する免疫反応が起こります。その免疫反応が異常な形で起こって、関節に炎症を起こす病気を関節リウマチと呼びます。そのメカニズムはまだはっきりと解明されていないので、決定的な治療法はありません。この病気が進行すると、関節が破壊されてしまう、やっかいな病気です。

渡辺　リウマチは女性に多いですね。

守屋　はい、圧倒的に女性のほうが多いです。ちなみに、同じ関節痛でも、痛風は男性のほうが多いのです。

渡辺　リウマチは遺伝病ではないかと言われていますが、実際はどうでしょう。

守屋　はっきりした統計はありませんが、母親がリウマチの場合、5分の1から4分の1の確率で子供にもリウマチが起こるようです。もちろん、その逆に母親がリウマチではないのに子供がなるケースもあります。また以前、母親がリウマチだったといっても、昔の医療ですから、本当は変形性膝関節症だった可能性もあると思いますね。医療現場にいるものの感触として、遺伝との関係性は強く感じますが、まだ証明はされていません。

渡辺　リウマチの患者さんも、整形外科に来ますか。

守屋　リウマチは免疫の病気ですから、最初に診察をするのは内科です。しかし、内科の病院にかかっていたけれども、関節の状態が悪化して手術しなければならなくなったということで、整形外科へ来ることも多いですね。

渡辺　リウマチの内科的治療には、どんなものがありますか。

守屋　内科的治療なら、まずは投薬ですね。最近、よく効く薬が開発されました。生物学的製剤と呼ばれる薬です。非常に効く薬ですが、副作用として肺炎などの感染症にかかる危険性があります。

渡辺　リウマチの外科的治療というと？

守屋　いろいろあります。人工関節もあるし、炎症を起こしている関節内部の滑膜《かつまく》を取る滑膜切除術もある。手に炎症が起こると、薬指や小指の腱が切れることが多いのですが、その再建手術もやります。

渡辺　守屋教授の目から見て、いい整形外科医、悪い整形外科医の見分け方は何ですか。

守屋　難しい質問ですね。あえて言えば、周りの評判を聞くことで評価できるかもしれません。自分の自慢ばっかりしてる医者はダメだと思うな。治りが悪かったときにすぐに紹介状を書いてくれる医師はいいドクターだと思いますよ。

渡辺　それはつまり、「患者離れ」がいい医者という意味ですね。

守屋　そうです。

渡辺　医師は2種類に分けることができます。何から何まで自分で患者を治療しようとする、患者を抱え込んでしまう医師と、自分には手に負えないと判断したらすぐにしかるべき病院を紹介してくれる医師です。

患者離れの悪い医師は、一見、熱心に見えるかもしれませんが、本当は患者のためになっていないケースも多い。よい医師の条件のひとつは、患者離れがいいことですね。

患者座談会

「歩ける幸せ」を再び手にするまで

鈴木紀恵さん（66歳）

空調整備会社勤務。58歳の頃、初めて膝に痛みを感じ3〜4ヵ所の整形外科で診てもらったが、原因がわからなかった。そんな時に守屋医師を紹介され、半月板切除の関節鏡手術を受けた。

長房富美枝さん（84歳）

元服飾専門学校経営者。60代に入ってから膝が痛むようになり、治療を受けたが一向によくならず、悩んだ挙げ句、両膝の人工関節置換術を受けた。現在は不自由なく歩けるようになっている。

及川政治さん（52歳）

フィットネス雑誌『Tarzan』元編集長。オリンピック選手かかりつけのスポーツマッサージ師や有名な鍼灸院《しんきゅういん》、整形外科の医師に膝痛の治療を受けたが、完治しなかった。ところが、足の筋肉を鍛え始めたところ、ここ数年痛みはおさまっている。

プロフィールは座談会収録時（2006年11月）のもの

渡辺　まずは、鈴木さんから、膝が痛みだした経緯を教えてください。

鈴木　私はゴルフが好きで、30代後半から、毎週のようにゴルフのコースをまわっていました。たしか58歳の頃、2日続けてゴルフに行ったときに、ちょっと膝の後ろが痛いなと思ったんです。

渡辺　それで、どうしましたか。

鈴木　そのときは、トシだからどこか痛くなるのはあたりまえだと思いましたし、疲れからきているものだと思ったんです。それから2年間、膝の痛みは悪化する一方で、鍼やお灸、マッサージ、気功など、いろんなことをやりました。友人から塗り薬をもらったりもしましたが、それでも痛みは消えませんでした。

渡辺　どれをやってもよくならなかったわけですね。

鈴木　はい。よくなるどころか、だんだん、足を引きずるぐらいに痛みが出てきて、正座ができなくなりました。

渡辺　鍼灸やマッサージなど民間療法ではなく、整形外科医の診察は受けなかったのですか。

鈴木　近所の整形外科に行って、膝のレントゲンを撮ってもらったんですけど、異常はないという診断でした。それで、赤外線を膝に照射したり、塗り薬をもらったりして、帰ってきました。

渡辺　検査はレントゲンだけですか？

鈴木　はい、レントゲンだけです。

渡辺　膝には半月板という、大腿骨《だいたいこつ》と脛骨《けいこつ》の間で、クッションの役割を果たしている軟骨がありますが、そうした軟骨はレントゲンにはうつらないんですね。つまり、関節の痛みの原因が、半月板などの軟骨だったとしたら、いくらレントゲンで検査をしても、初期の頃は意味がないんです。

及川　えっ、そうなんですか？　僕も膝痛に長年悩まされて、大学病院も含めて4ヵ所ほどの大きな病院へ行ったんですが、レントゲンを撮って、「異常ないね。痛み止めを出しておくから」と言われて検査は終わりでした。しかし、痛みは消えなかった。

自宅近くの、個人でやっている整形外科医院にも行ったんですけど、原因がわからないという。「大丈夫じゃないですか」なんて言って、痛み止めと湿布が処方されただけです。

渡辺　そういういい加減な医者がいるのは問題ですね。最近は関節鏡の技術が進んで、膝関節の様子を小型カメラを通じて正確に観察することができるようになりました。また、ＭＲＩでも関節内部の様子を正確に調べることができます。

鈴木さんは、結局、赤外線治療をやって、漠然とした痛み止めの薬をもらっただけだったわけですね。

鈴木　はい。

渡辺　それではどんどん悪化させるだけです。その後、大学病院で診察を受けたのですね。

鈴木　はい、千葉大学医学部の附属病院に行ってMRIで診てもらったら、半月板の損傷で、右膝に水が溜まっていると言われました。すぐ手術したほうがいいと勧められたのです。

渡辺　鈴木さんは変形性膝関節症だったんですね。変形性膝関節症は、関節の軟骨がすり減ったり変形したりして、痛みを生じる病気です。手術を受けることに不安はありませんでしたか。

鈴木　その頃は膝だけでなく、右側の股関節や、右半身がすべて痛い状態だったんです。本当に膝だけが悪いのか不安だったので、医師に頼み込んで、もう一度MRI検査をしていただきました。そうしたら、やはり痛みの原因は膝にあると説明され、手術を受けることを決心しました。

渡辺　それは、どんな手術だったのでしょうか。

鈴木　約1週間かけて、外来通院で、手術に必要な検査（血液検査など）をすべて済ませ、入院の翌日に手術しました。膝のお皿の横から内視鏡を挿入しました。その内視鏡で膝の内部を見ながら傷んでいる半月板を摘出したそうです。半月板は盲腸と同じで、なくても普段の生活に影響はないそうです。

渡辺　そうですね、半月板は関節のクッションの役割を果たしますが、それがなくても関節は曲がります。ところで、手術はどんな麻酔を使いましたか。局所麻酔ですか。

鈴木　そうです。腰のあたりに注射を打たれました。

渡辺　腰椎《ようつい》麻酔ですね。腰椎麻酔をかけると、下半身だけ麻酔がかかるので、意識は残っています。

鈴木　ただ、私は体が小さいためか、麻酔が全身に効いてしまい、手術室で、「先生はいつ来るんですか」と聞いたあとの記憶がないんです。手術がすべて終わったあと、先生に、「鈴木さーん!」と、起こされて意識が戻りました。

渡辺　手術したあとはギプスをつけましたか。

鈴木　いえ、つけていません。翌日には車椅子で移動できるようになって、手術後3日目には退院しました。

渡辺　それは早いですね。

鈴木　手術の1週間後に千葉大病院に行って抜糸しました。あとは、自宅の近所に大学の関連病院があって、そこを紹介されて、リハビリをすることになりました。ところが、手術後10日目くらいから、手術した膝がすごく腫《は》れはじめて、ズボンがはけないぐらいになったんです。それで、千葉大病院から紹介してもらった病院で、膝に注射をして膝に溜まった水（関節液）を抜いてもらいました。

渡辺　手術後、膝の中で炎症が起きたんですね。

鈴木　はい、そう説明されました。定期的に関節液を抜いて、同時に炎症止めとヒアルロン酸を注射するんですけど、その治療が2ヵ月ぐらい続きました。

渡辺　その後はいかがですか。

鈴木　炎症がおさまってからは回復が早くて、手術の半年後にゴルフのコースに立つことができました。あのときは嬉しかったですね。

渡辺　それはよかった。

鈴木　はい。普通に歩けるだけでも嬉しかったんですが、ゴルフ場を歩けたのがすごく嬉しかったです。

渡辺　現在はいかがですか。

鈴木　膝だけでなく、股関節の痛みなど右半身にあった痛みがすべてなくなりました。ただ、左脚と比べると、手術を受けた右脚の膝の後ろに張りを感じるんです。だから、毎日ストレッチ運動をして、筋《すじ》を伸ばすようにしています。それから、普段履くスニーカーは、靴底にエアが入ったクッション性の高いものを選んでいます。

渡辺　半月板を摘出している人は、疲労が重なるとたまに痛みが出ることがあるはずですが、いかがですか。

鈴木　そうなんです。今年のはじめに少し痛みが出てきたので、千葉大病院で診察を受けて、膝の関節の中にヒアルロン酸の注射を打ってもらいました。

渡辺　ヒアルロン酸は、関節軟骨に含まれていて、関節の動きをよくしたり、クッションのように衝撃を吸収する働きをします。これを関節に直接注射することで、痛みや炎症を抑える効果がある。膝の横から関節の間に入れるんですね。

及川　私は取材でヒアルロン酸をさわったことがあるんですけど、すごいベトベトしているものですね。ショックアブソーバーの役割を果たす物質で、水を吸うとすごく膨らむ。ニワトリのトサカにたくさん含まれているそうです。人間の体内にもあるものですが、生まれたての赤ちゃんが一番多く持っていて、年齢を重ねるとともにどんどん減少するようです。

渡辺　ヒアルロン酸は効きましたか。

鈴木　1週間の間に2回連続で注射を受けたのですが、すごい効果で、それ以降、全然痛くなくなりました。

渡辺　副作用は？

鈴木　まったくないです。実は主人もちょっと膝が痛くなって、ヒアルロン酸の注射をしてもらったことがあるんです。4回ぐらい受けたら、痛みがなくなって、結局、主人は膝の手術はせずに済んでいます。

渡辺　長房さんもやはり変形性膝関節症で、人工関節の手術を受けたんですね。

長房　はい。とにかく痛くてたまりませんでしたから、この痛みから解放されるならと、手術に対する恐怖感はまったくありませんでした。「どうせやるなら両膝を一緒に手術してください」と頼んだんですが、先生に、「トシを考えなさい。死んでしまいますよ」と言われました（笑）。それで、'99年にまず左膝の手術を先にしまして、それから約1年後に右膝の手術を受けました。

渡辺　変形性膝関節症の外科的治療には、鈴木さんが受けた関節鏡手術や、膝の骨を切って矯正する骨切り術、そして人工関節置換術などがありますが、長房さんは人工関節の手術を受けたわけですね。人工関節にしてから、何か違和感を感じますか。

長房　人工関節は関節を曲げる限界があるので、正座ができないのです。でも、それ以外の違和感はほとんどありません。普段は膝のことを忘れているほどです。

渡辺　それはよかった。今、特に気をつけていることはありますか。

長房　先生に、歩くときに爪先を上げて歩くような習慣をつけてくださいと言われました。

渡辺　逆に言うと、踵《かかと》から先に地面につけるように歩くわけですか？

長房　ええ。診察のときにそう歩くように教わりました。そのほうが、膝にかかる負担が軽くなるそうです。

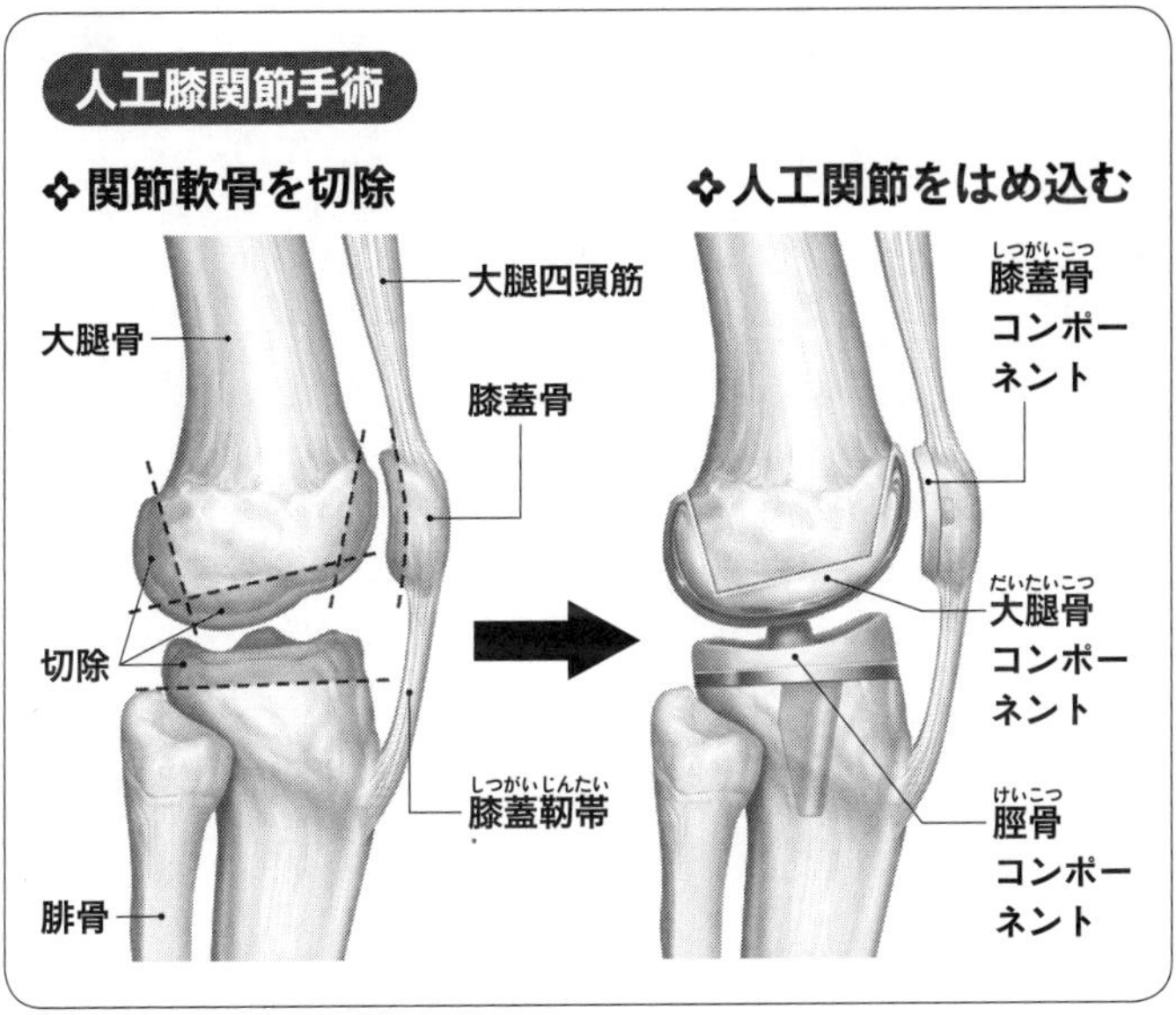

☞変形性膝関節症が進行して、脛骨や大腿骨まで破壊されているケースでは、人工関節に置き換える手術を行う。大腿骨、膝蓋骨、脛骨の摩耗した関節軟骨を切除し、チタンやステンレスなどの金属とポリエチレンを使った人工関節を、膝の上下にかぶせるように固定する。

渡辺　長房さんの膝が痛くなったきっかけを聞かせてください。

長房　60歳ごろから、立ったり座ったりするときに、膝がちょっと痛むようになりました。整形外科に行って電気（赤外線照射治療）をかけるとよくなるんですが、しばらくするとまた悪くなる。そういうことを繰り返しているうちにだんだん痛みがひどくなりました。私の脚はもともと○脚ぎみだったのですが、さらにひどい○脚になって、膝が思うように曲がらない感じになってしまったんです。

渡辺　変形性膝関節症の症状が進むと、膝関節の内側の軟骨がすり減って、極端な○脚になるケースがあります。長房さんの膝痛は、何か原因があったんですか。

長房　専門学校の校長として、若いときから立っている仕事が多かったので、それで膝に負担がかかったのかなと思いました。

渡辺　痛んだのはどちらの膝ですか。

長房　両方です。左のほうがひどかったのですが。

渡辺　腫れていませんでしたか。

長房　両脚の内側のほうが腫れて、ふつうに歩けないのです。ずいぶん痛い思いをしました。

渡辺　整形外科の病院にはいかなかったのですか？

長房　慶應義塾大学病院に行きまして、痛み止めの注射を片脚に2本、合計4本打ってもらいました。そうすると、1ヵ月ぐらい痛みが和らぐのですが、また痛くなるんです。

渡辺　慶應大学病院では、手術を勧められなかったのですね。

長房　そうなんです。その後、テレビで人工関節手術を紹介する番組をやっていて、それをたまたま観たのです。その番組に出演していたのが守屋先生で、自宅からも近かったものですから、守屋先生のところに伺いました。

渡辺　守屋先生の診察はすぐに受けることができたのですか。

長房　はい、すぐに診察していただきました。

渡辺　病名は何と言われましたか。

長房　即座に変形性膝関節症と言われました。

渡辺　それで、人工関節の手術を勧められた。

長房　はい。

渡辺　人工関節は一度手術を受けると、だいたい20年くらいはもつと言われていますが、守屋教授はそんな説明もしてくれましたか。

長房　はい、私が手術を受けたときは、たしか15年と言われたと思います。でもそのとき77歳でしたから、だいたい一生もつなと。それでまず左膝から手術いたしまして、翌年右膝の手術を受けました。

渡辺　手術は全身麻酔ですか。

長房　はい。

渡辺　手術の跡はどんなふうになっていますか。

長房　膝の前から内側に向けてゆるやかなカーブを描くように25センチほどの傷跡が残っていますが、あまり目立たず、きれいになっていますよ。

渡辺　入院はどのぐらいかかりましたか？

長房　1ヵ月ほどです。退院する頃には、車椅子を使わず、松葉杖で歩けるほど回復しました。リハビリの方法が書かれたプリントをいただきまして、家でやるようにと言われましたので、それを1～2ヵ月続けました。

渡辺　そのプリントには、どんなことが書いてありましたか。

長房　膝の曲げ伸ばし運動の方法や、大腿四頭筋《だいたいしとうきん》の鍛え方が書いてありました。仰向けに寝て、片脚を10秒間、20回くらいあげる運動を続けると大腿四頭筋を鍛えることができるそうです。

渡辺　その後、膝の状態はいかがですか。

長房　長い距離を歩いても、膝は痛くはないんですけど、股関節がだるくなるような感じがします。でもそれは年齢のせいもあるんでしょう。家のなかで動くことは、ちっとも苦痛ではないです。

渡辺　ほう。現在、脚はまっすぐ伸びますか。

長房　はい、まっすぐに伸びますけれど、曲げようとしても、120度ぐらいしか曲がりません。だから、正座はできないんですよ。でも、日常生活には不便を感じません。

渡辺　偶然テレビ番組を観てよかったですねえ（笑）。

長房　ええ。手術して本当によかったと思います。脚がひどいO脚だった頃のことを思い出すと、ゾッとします。手術を受けたら、背が3センチ伸びたんですよ（笑）。それだけ脚が曲がっていたんですね。

渡辺　それはよかった。及川さんの膝痛はどんな経緯で？

及川　僕は10代からずっとオートバイに乗っていまして、何度か転倒事故をやっているんです。その事故のとき、骨折はしていませんが、激しく膝を打撲しました。また、いろいろなスポーツが好きで、スキー、スノーボード、スキューバダイビングといった、膝を酷使するスポーツを続けてきました。もしかしたら、そのせいかなとも思うんですが、社会人になったあと、20代後半ぐらいから膝が痛みだしました。

渡辺　どんな痛みですか。

及川　あるときは左膝だったり、右膝だったり、突然痛み始めるんです。それで、ほとんど歩けなくなる。足を引きずる状態です。会社でも、「あれ、足どうかしたの？」と聞かれることがよくありました。

渡辺　それで、どうしましたか。

及川　30代になって、だんだん痛みがひどくなってきたので、いろいろな治療法を試してみました。というのも、お医者さんにかかっても、原因がまったくわからないんです。大学病院も含めて整形外科の病院は4ヵ所行きましたけど、レントゲンを撮っても「異常なし」で終わり。痛み止めの飲み薬と湿布を出されるぐらいなんです。

渡辺　MRIはやらなかった？

及川　はい、やりませんでしたね。

渡辺　レントゲンは硬いものしか写らないから、軟骨とか、大腿骨《だいたいこつ》と脛骨《けいこつ》の間にある半月板のようなものは写りません。しかし、レントゲンの画像に写らなくても、患者さんが痛いと言うんだから、本当は何か原因があるわけです。だから、内視鏡（関節鏡）で関節内を診るとか、そこからもう一歩踏み込まなければいけないのに、そこまでしないお医者さんもいるわけですね。

及川　病院を4ヵ所まわって、毎回、同じように「異常なし」と言われるもんですから、さすがにいやになりました。

渡辺　整形外科の病気は、すぐに症状が悪化して生命に関わるようなことは少ない。そのため、いい加減な治療をしても、その後厳しく責任が問われるようなことはありません。だから、のんびりした医者もいるのかもしれない（笑）。

及川　これは医者に行ってもダメなのかなと思って、鍼灸院で鍼をやったり、スポーツマッサージを受けたり、いろいろ試しました。ある鍼灸院では、半月板が悪いのではないかと診断されたのですよ。

渡辺　それは医者より正しい（笑）。経験的にそう診断したんだろうね。それで、鍼灸やスポーツマッサージの治療効果はありましたか。

及川　鍼は、打ったあと、その場では痛みが消えるのですが効果が長続きしないで、結局ダメでした。

スポーツ系のマッサージを専門にやっている人に頼み込んで、電気の通るパッドを巻いて、マッサージをしてもらったりもしましたが、正直、痛みは消えませんでしたね。オリンピック選手のマッサージをするような有名な方だったんですけどね。

渡辺　現在はどうですか。

及川　それが、今は痛みがないんですよ。近くに自然公園のあるところに引っ越して、マウンテンバイクで山を走り回ったり、ジョギングをやっているので、両脚の筋力がかなりアップしました。そのおかげで痛みが出ないのかなと思っています。

渡辺　大腿四頭筋の筋肉が強くなったのかもしれませんね。

では皆さん、膝痛の治療にはどのくらい費用がかかるのか教えてください。長房さんの手術料はどれぐらいかかりましたか。

長房　もう記憶が定かではないのですが、両膝を人工関節にして、入院費や食事代を含めて、合計で300万円ぐらいはかかったんじゃないでしょうか。当時の健康保険は1割負担でしたから、私の負担は300万円のうち、1割程度ということになります。

渡辺　鈴木さんは?

鈴木　私は片脚の手術でしたから、自己負担額は20万円かからなかったと思います。私の保険も1割負担でしたから実際にかかった医療費は200万円くらいだと思います。

渡辺　及川さんの鍼灸治療はどのくらいかかりましたか。

及川　そうですね、鍼灸院ごとに金額は違いますが、1回30分程度の治療で5000円から1万円がだいたいの相場ですね。ただ、障害の治療目的がはっきりしていると、保険がきくところがあるので、そういうところは安いです。1回3000円以下でかかれるところが多かったです。

渡辺　現在の生活で、困っていることはありますか。

長房　階段を上がるときはいいんですけれども、下りるのが不自由ですね。階段は、上るときより下りるときのほうが、膝の関節を深く曲げないといけないんです。それで、家では手すりにつかまって後ろ向きになって下りています。でも、駅の階段でそんな下り方したら、何だろうと思われてしまいますから、それはできないんですけれど(笑)。

渡辺　整形外科の治療技術も驚くほどの速度で進歩しています。しかし、症状が進めば進むほど、治療は難しくなります。当然のことですが膝痛も、できるだけ早く手を打つことが大切ですね。皆さんのお話が、同じ膝痛を持つ方々を勇気づけると思います。ありがとうございました。

chapter 4

ED(勃起障害)

医師対談

熊本悦明医師
バイアグラ、レビトラ、シアリスは
なぜ効くのか

バイアグラが日本で認可・販売され、早9年。「ED（勃起不全）」という言葉もすっかり世間に浸透した。だが、世のオトコたちは自分の本当の〝性機能〟を知っているのか？　男の生理を知ることこそ、ED予防の第一歩となる。

潜在的国内患者数は1000万人以上といわれるED。多くの男性が悩むこの病について、札幌医科大学名誉教授で日本メンズヘルス医学会理事長の熊本悦明医師（泌尿器科）にきく。

渡辺　まず、EDの医学的な定義をおききしたいのですが。

熊本　EDは「エレクタイル《Erectile》・ディスファンクション《Dysfunction》」の略ですから、直訳すれば「勃起不全」とか「勃起障害」ということになります。

渡辺　一般に、EDときくとバイアグラ（ファイザー社）を連想する人が多いようですが、その薬理作用について教えていただけますか。

熊本　詳しいメカニズムは後でお話ししますが、バイアグラには、勃起時に血管が拡がるのを邪魔する物質をブロックする効果があり、血液が流れこむ〝川幅〟を広げておく作用があります。

渡辺　血流を阻害する物質があるので、それをバイアグラが叩くと。レビトラ（バイエル社）も同じですか。

熊本　はい。基本的に、バイアグラとレビトラは作用にほとんど違いはありません。服用前の食事の影響や個人差はありますが、両方とも服用から効くまでは30分〜小1時間ほど、作用は3〜4時間続きます。注目すべきは、最近やっと日本で認可されたシアリス（イーライリリー社）という薬です。効くまでの時間はそれほど変わらないのですが、少なくとも24時間勃起力が維持できるだけでなく、セックスと関係なく服用して朝立ちを回復させるためにも使えるのです。

渡辺　ずいぶん長く効くんですね。

熊本　具体的な治療法については後で説明するとして、私は、ＥＤ＝勃起不全、勃起障害という診断名は不適切で、正しくは「性機能低下」と言うべきだと思っているんです。

渡辺　昔はインポテンスと言いましたけど、最近は言いませんね。

熊本　かつては学会も「日本インポテンス学会」と称していたのですが、現在は「日本性機能学会」となっています。名前を変えてから、広くセクシュアル・アクティビティ全体を議論する学会に成長しました。

ＥＤといった場合、相手がいて性交渉しようとするときの勃起能を問題にするわけですが、男の性機能は、そんな単純なものではない。実際は、性交渉時とは無関係な、モーニング・エレクション（早朝勃起）や夜間睡眠時勃起現象こそ、〝男の本来の生理〟なんです。

渡辺　それが基本だと。

熊本　たとえるなら、ＥＤというのは、野球選手がバッターボックスに立って、ヒットや本塁打を打たなかったことだけを問題にするようなものです。そうではなく、それ以前に、練習場でちゃんとバットが振れているかどうか。問題なのは、常に素振りをして、打者としての能力を維持できているかどうかです。

渡辺　重要なのは、朝勃《だ》ちや夜間睡眠時勃起現象であると。

熊本　女性の生理の中心が月経であるとするなら、男性のそれはスリープ・リレイテッド・エレクション（睡眠関連勃起）であると医学的に言えるほど大切な機能なのです。それが医学的に明らかになってきたのは最近50年ほどで、まだ医学教科書にも記載が少ないので、医師でも知らない方が多いんですね。〝男性にも生理がある〟ということをぜひ啓蒙してほしいものです。

普通の20代の男性だと、睡眠中の半分は勃起していて、60代でさえ約2割にもなります。人は寝ているとき、脳を休息させるノンレム睡眠期と、体を休息させるレム睡眠期を繰り返していますが、レム睡眠期に身体活動が完全に機能停止しないように、副交感神経中枢が興奮して、各内臓機能を動かしているのです。それに連動して、内臓の外的表現である陰茎も勃起を繰り返しているわけです。

メンタルが原因で、相手と性交渉がうまくいかないようなケースでも、ちゃんと夜中に勃起しています。赤ん坊でも勃起するんです。最近は母親のおなかの中にいるときも勃起していることが認められています。

渡辺 夜間睡眠時に勃起しているかどうかは、どうやって調べるんですか。

熊本 目盛り付きの可動式ペニスバンドを使います。これを寝る前にペニスの根本《ねもと》に巻いておくと、夜中に勃起して広がるので、朝になると弛《たる》んでいる。元気がいいと大体円周にして2・5〜3センチは伸びています。

渡辺 それが朝伸びていなければ、性機能が低下しているというわけですね。

熊本　はい。まず夜間睡眠時勃起が確認できれば、男としての機能を持っているという証明になるわけです。

渡辺　しかし、EDではないか、と心配して病院に行く人は、現に相手がいて、性交渉をしたいのにうまくできないという人が多いんじゃないですか。

熊本　そういう患者さんだけを診ている医師にとっては、まさにED＝勃起障害なんですが、本来EDを治療するときには、男性の性機能全体を見る、つまり〝男の生理〟をチェックする必要がある。

バイアグラが効かないと言う人がいますが、それはかなりの割合で背景に男性ホルモン（テストステロン）の減少があります。男性ホルモンが減ってくると脳の中の性中枢や勃起中枢の機能が低下し、ペニスへの血流を増やすことができずに勃起が不完全になる。バイアグラでいくら血管の〝川幅〟を広げても、血がうまく流れてこなければ当然勃起しない。

逆に、男性ホルモンが増加すれば脳の勃起システムがしっかり作動して勃起頻度も上がるし、勃起も強くなる。夜間睡眠時勃起現象と、血中の男性ホルモンとは非常に相関しています。

渡辺　しかし、一般的に、男性ホルモンが低下するのは年のせいで、仕方がないと思いがちですね。

熊本　男は年をとると徐々に男性ホルモンが減ると考えられていますが、調べてみると40歳ですでに、かなり低い人もいる。逆に、70歳くらいの高齢の方でも、まだまだ男性ホルモンが高い人がいる。80歳になってもしっかり朝立ちが保てると、男としてまだまだ元気だということです。今は、男性ホルモンを簡単に検査することができます。

渡辺　ただ、男性ホルモンが落ちて性機能が低下しても、奥さんは相手をしてくれないし、他にセックスの相手もいないから、治療は必要ないという男性も多いんじゃないですか。

熊本　たしかに、更年期障害で私のところに来る50代の男性の中には、「どうせカミさんはそっぽを向いているから関係ない。勃起なんかしてもしょうがない」なんていう人が多いです。現実的に、多くの人はそれほど積極的に治そうという気持ちになっていない。

渡辺　日本人の場合、男は隠棲思想というか、枯れるのをよしとする。年をとってやたらギラギラしているのはいやらしい、年甲斐もなく恥ずかしいと思いこんでいる人が多い。だから私は講演でよく、「年甲斐のない人になりなさい」と言っているんですが。

熊本　私も、人間として、生き物として本当の意味で元気になるためには、性の問題はとても大事ですよ、とよく言っています。

渡辺　しかし、奥さんやパートナーの側の問題もありますね。

熊本　奥さんを連れてきてもらって、「これは医者の命令です。あなた方が生き物として元気で生きているかどうか確認するためですから」と話します。医者に〝生存の確認〟と言われれば、相手もたいてい納得する（笑）。その次に来たときに、「このごろ旦那の笑い顔が増えて、元気になった」と言いながら、自分も明るい表情になってきた奥さんがけっこういますよ。

渡辺　互いに生存を確認したわけで（笑）。

熊本　それに、そもそもセックスだけの問題じゃないんです。中高年男性にとってもっとも大事なことは、早朝に勃起すること。勃起するということは、男としてのバイタリティを持っているかどうかの基本なのです。更年期障害でショボショボしていた中高年男性が、治療後に、「このごろ朝勃ちに気がつくようになりました」と明るく言いながら、仕事もやる気が出てきたという感想をずいぶん聞きます。

渡辺　わかるなあ（笑）。性機能が回復すると、生きる元気も出てくる。

熊本　たとえば、睾丸《こうがん》が小さくて、男性ホルモンの少ない類宦官症《るいかんがんしょう》の患者さんに、男性ホルモンを投与してあげると、生活上も積極的になり、元気になります。

渡辺　睾丸の大きさって、差があるものなんですか。

熊本　もちろんありますよ。

渡辺　へぇ。僕らはペニスしか気にしてないから（笑）。

熊本 睾丸の大きさはだいたい平均20gです。15g以下になるとだんだん精子数が少なくなっていく。40歳を過ぎれば、みな少しずつ小さくなっていきます。

渡辺 精神的な原因でEDになる人も多いようですが。

熊本 「性は脳なり」で、勃起は、そもそも基本的には副交感神経興奮からくるものなんですね。自律神経は、覚醒時や緊張時に働く交感神経と、睡眠時やリラックスした時に働く副交感神経の二つがあります。勃起するときは、仙骨のあたりの副交感神経で興奮が高まって、その興奮が胸椎の下のところまで上がっていくと、交感神経興奮に転換されて、その刺激で射精する。ところが、イライラしたりストレスが強いと、交感神経優位だから副交感神経が興奮しない。元気な人でも、そういう状態のときに勃起しろと言っても無理です。その典型は新婚インポテンツですね。

渡辺 いいところを見せなければ、なんて思うと交感神経が緊張しちゃって（笑）。

熊本 副交感神経を抑えるような状況は勃起を妨げます。だから、性機能にはメンタルな面の影響が非常に強い。最近注目されている事実ですが、男性更年期で仕事のストレスが多い人は、脳に抑制がかかっていますから、男性ホルモンがそれほど減っていなくても性的に衰えていることがあります。

渡辺 つまり、勃たないのはストレスのせいだと。

熊本 40代、50代ですでに、朝全然ダメだとか、早朝勃起に気づかないというのは赤信号です。そういう人たちは仕事が忙しく、疲れていて元気がない。夜も眠れない。勃起もない。本人は、「疲れているから仕方ない」と自分を納得させようとするわけですが、そうじゃない。40代、50代で朝勃たないというのはおかしいんだと自認してほしいですね。脳への抑制がかかりすぎているか、男性ホルモンが下がっているか、必ずどちらかの理由が裏にあるのです。

渡辺　勃起は副交感神経興奮で、射精が交感神経興奮だと。ところで、よく男はセックス後、急に相手の女性に背中を向けて寝ちゃうと非難されますね。あれは射精でどっと疲れるからですかね。

熊本　正確には、著しい全身的な交感神経興奮のあとは疲労感が高まり、眠くなるのです。寝てしまうのはしっかり興奮した証拠ですね。精液を出してタンパク質が減るからなんていうのは、大間違い（笑）。射精時には、オーガズムに達して全身的な交感神経興奮状態になるから、終わるとガタッとくたびれる。だるくなって当然なわけです。

渡辺　バイアグラやレビトラ、またシアリスなどのED治療薬は、勃起時に血管を拡げておく作用があるということでしたが、勃起はどういうメカニズムで起こるのでしょうか。

熊本　性的な刺激を受けて、陰茎海綿体《いんけいかいめんたい》に分布する勃起神経に興奮が届くと、血管拡張物質が分泌《ぶんぴつ》されます。すると、海綿体内部に血液が流れ込み、同時に海綿体を覆っている

勃起のメカニズム

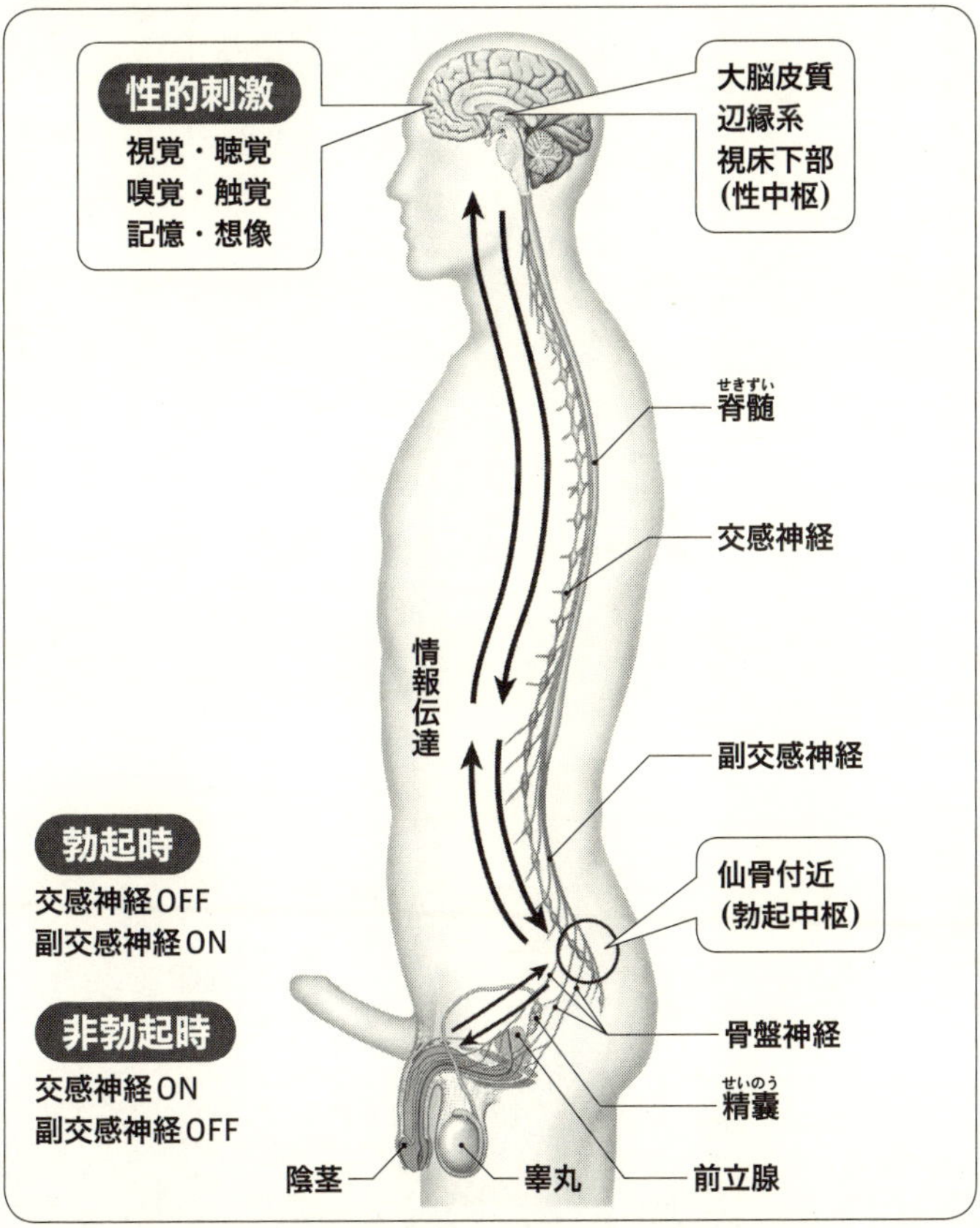

☞性的刺激からくる興奮により大脳の性中枢が刺激されると、勃起へのスイッチが入る。この刺激が脊髄を伝って仙骨付近の勃起中枢に届き、さまざまな神経系が複雑に関与して陰茎動脈に血液が大量に流れ込んで、陰茎海綿体に血液が充満する。同時に海綿体を覆っている白膜が血液の逃げ場を閉じ、「勃起」状態となる。

白膜《はくまく》が血液の逃げ道を閉じて、勃起が起こるわけです。ところが性機能が低下している人の場合、せっかく血管拡張物質が出ても、それをブロックする別の酵素《こうそ》が出てくる。

渡辺　では、ＥＤ治療薬は、その血管拡張を妨害する酵素を叩く作用があるわけですね。

熊本　そうです。体内にはその血管関連ブロック酵素は10種類あります。バイアグラやレビトラ、またシアリスは、勃起関連血管に作用する拡張物質にブレーキをかける、「ＰＤＥ５」という5番目の酵素の働きを妨げる効果がある。

ただ、バイアグラは副作用で目が充血してしまったり、顔がほてったりと、他の血管酵素にも効いてくる場合があります。新しい薬のほうが、５番酵素により選択的に効くので、副作用の頻度はだいぶ少なくなっています。

渡辺　バイアグラやレビトラは、食事のあとに服用しても、なかなか効かないと言う人がいるようですが。

熊本　満腹時や脂っこいものを食べたあとなどは吸収に時間がかかり、効き目が出るのが遅くなります。その点、シアリスは影響を受けません。それに昼間飲んでおけば夜いつでも役立つので、注目されています。

重要なことは、パートナーの存在とは関係なく、薬を毎週2～3回飲んで勃起訓練をしておくと、自然に血管を拡げる〝煙突掃除〟ができることです。男の性機能の根幹である夜間睡眠時勃起や早朝勃起をしっかりと確認でき、それが男としての自信につなが

陰茎の構造と勃起の起こるしくみ

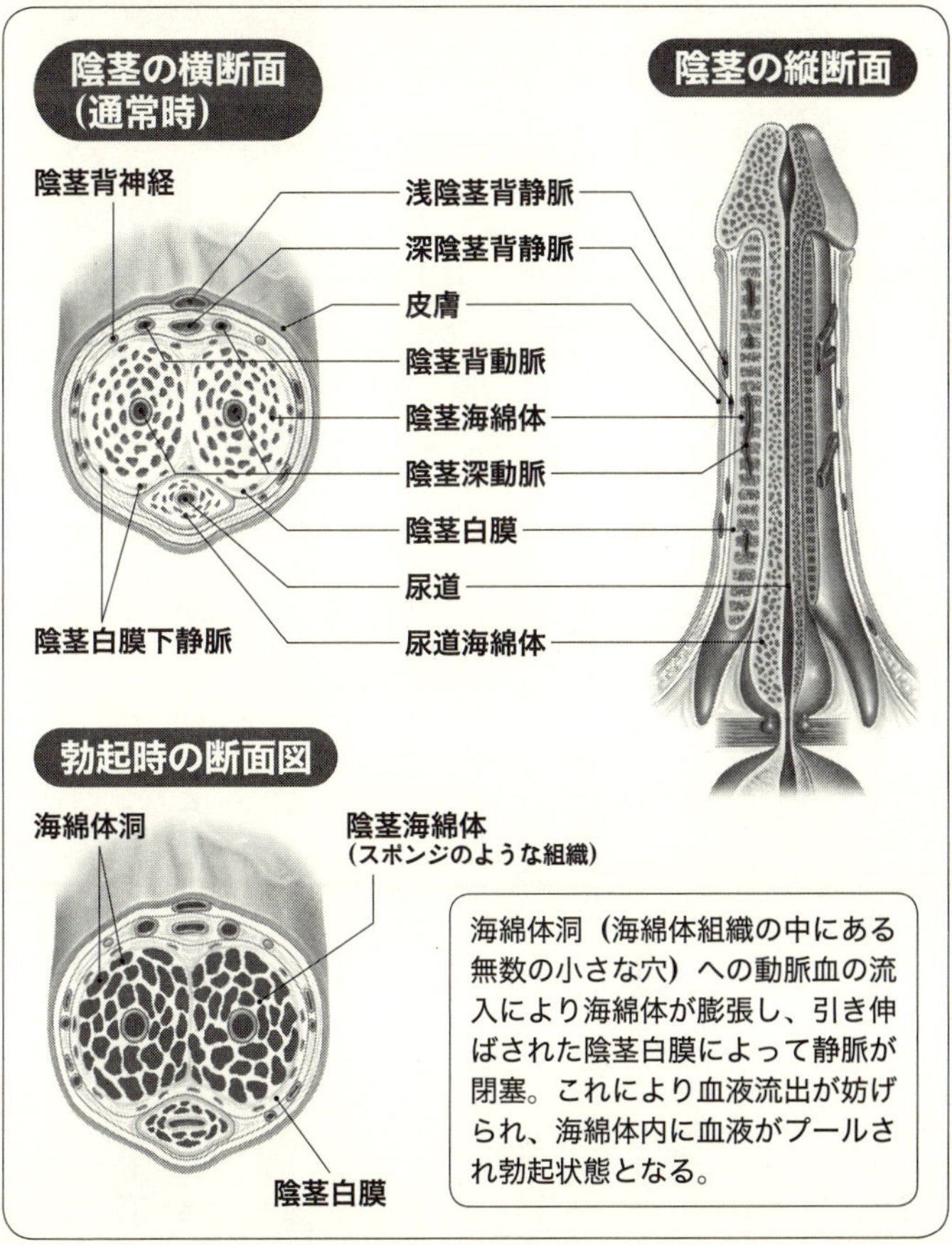

☞陰茎の長さは個人差はあるが、6〜12センチメートル。性的に興奮すると10〜20センチメートルになり、大きさは約3倍になる。陰茎海綿体内に血液が流入することで、長く、太く、硬くなる。

るんです。

渡辺　セックスをする予定なしでも、飲むわけですか。

熊本　ええ。このことは最近、国際的に注目されてきています。障害の程度にもよりますが、さほど重症でない若い人なら、週に2回ほど飲んで早朝勃起を回復させるトレーニングをしておけば、そのときにも、ちゃんとできるようになる。

渡辺　副作用の点は、どうなんですか。

熊本　実際は大騒ぎするほどでもないのですが、やはり医師との相談の上で、服用してほしいですね。狭心症でニトログリセリンを服用している人は禁忌とされますが、他に、高血圧の人が降圧剤を飲んだりしていると、血管拡張作用が重なって高度の低血圧になる副作用が起きやすいともいいます。そういう人には、最初は一応慎重にやります。

渡辺　そもそもバイアグラなどは心筋梗塞《しんきんこうそく》の心臓血管を拡げるための薬だったと聞いていますが。

熊本　そうですね。米国のバイアグラの原型となった薬は、あまり心臓に効かないということで、製薬会社が試験途中で回収することになったんです。そうしたら、患者さんのほうが、こんないい薬をやめられては困ると言い出した（笑）。こうして陰茎血管拡張効果が発見された後、さらに研究が重ねられた結果、現在のバイアグラなどの薬が生まれました。最近日本でも使えるようになったシアリスなどは、心筋梗塞の原因となる心臓動脈の狭窄《きょうさく》の予防に有効とされ、長期投与されるようにもなりつつあります。

渡辺　うまく勃起しないのでED治療薬を処方してほしいという人は、まず何科に行くべきですか。

熊本　男性医学からすればやはり泌尿器科でしょう。男性性器に精通した医師にしっかり診てもらうことが大切です。外国では内科の医者も、中高年男性を診る場合にペニス、睾丸、前立腺などを触診するのが常識ですが、日本の内科系の医者はそれをまったく行わない。第一、男性ホルモンすら測っていません。

渡辺　簡単にバイアグラなどを出してしまうお医者さんも多いようですね。

熊本　ＥＤ治療薬は、現実には3分の2ぐらいは内科の先生が処方している。患者が希望するし、効けばもっけの幸いでどんどん出して、効かないときだけ泌尿器科に回す。男性ホルモンが少ないと、そもそもペニスへの血流を増やすことがうまくできないので、効果がないんです。薬の量にしても、たとえば糖尿病の人は、レビトラだと普通10ミリグラムのところを、20ミリグラムやらなければ効果が出ない場合が多いですし、また男性ホルモンを補充しなければ効かないことも多いのです。

渡辺　糖尿病の話が出ましたが、性機能低下の原因としては、生活習慣病、特に糖尿病が原因となっているケースがありますね。

熊本　あまり日本では問題にされておりませんが、男性糖尿病患者の合併症の中でもっとも多いのは、性機能障害なのですよ。糖尿病患者の半数以上がそうだと言われています。ところが、担当の内科医がその点を問診しないので、治療に結びついていないのです。男性ホルモンのことや性機能のことをほとんどご存知ないのです。

渡辺　泌尿器科ではまずどんな診察をするんですか。

熊本　私は、まず質問紙で患者の性機能や心理的問題について正しく把握し、それから睾丸や前立腺を触診して大きさを診察し、その上で男性ホルモンを測り、睡眠時勃起を調べるための目盛り付きの可動式ペニスバンドをつけてもらいます。夜間ちゃんと勃っているかどうか、早朝勃起があるかどうかをみるわけです。それがない人は、男性ホルモンが少ないか、動脈硬化が進んでいるケースが多いので、さらに診察を進めます。触診で睾丸が小さかったり、前立腺肥大症が見つかることも少なくありません。

渡辺　しかし、そういう診察を嫌がる人も多いでしょうね。日本人は恥ずかしがりやですから。

熊本　そこがやはり問題ですね。性に関することでわざわざ診察を受けるのは気が進まないと。ただ、人間ドックを訪れる中高年男性に質問紙を配ってそっと尋ねてみると、3分の1ぐらいは、もし飲めるならバイアグラなどを飲んでみたいという人がいるのです。

渡辺　精神的な原因のＥＤにも、バイアグラなどは効きますか。

熊本　かなり効果はあるはずです。睡眠時勃起があるのに、ストレスなどの精神的な側面からいざというとき勃たないケースでは、シアリスの予防投与に男性ホルモンも加えて治療するときちんとした男の生理的反応が出て元気になる。もちろん更年期障害で不眠やメンタルな問題が強ければ、それに対応する薬も併用しなければならないこともありますが。

渡辺　バイアグラは健康保険はきくんですか。

熊本　ききません。これらの薬はほとんど1錠で1500円ぐらいですね。

渡辺　EDは、男性ホルモンの減少も原因になりうるとのことですが、治療の際に男性ホルモンはどういう形で投与するんですか。

熊本　外国では、ゼリー状の経口薬やパッチ（貼り薬）、あるいは、1回打てば3ヵ月ぐらいもつ薬が市販されているんですが、残念ながら日本では病院で注射を打ってもらうしかありません。それも2～3週間しかもちません。使い勝手のよい男性ホルモン薬が現実にあるのに、それを使えないのは医療先進国では唯一日本だけなんです。そこで私どもは、自分の病院でそのゼリーを作り保存して、治療に使っているので喜ばれています。

渡辺　日本は遅れているわけですね。男性ホルモンの投与はかなり効果がありますか。

熊本　全例が治るとはかぎりませんが、たとえば糖尿病でも男性ホルモンが落ちていることが性機能低下の大きな原因ですから、血中男性ホルモンレベルを回復させてあげることは治療上の基本になります。通常、男性ホルモンを上げておけば、ＥＤや早朝勃起無自覚の治療薬の有効率もかなり上がります。それでも効かないような、少ないのですが重症例をどうするかが、次の問題になってきます。

渡辺　男性ホルモンが少ないとどのような問題が起こるのでしょうか。

熊本　ＬＯＨ（加齢による男性性腺機能低下《レイト・オンセット・ハイポゴナディズム》）症候群とかＴＤＳ（テストステロン欠乏《デフィシエンシイ・》症候群《シンドローム》）という言葉が学会で定着しはじめています。男性ホルモンの低下によるこれらの症候群は、性的な問題だけでなく、いま話題の男性のメタボリック症候群の重要な原因とされ、外国の医学界では治療学的に特に注目されているんです。

糖尿病、高血圧、肥満などは中高年男性の男性ホルモン低下が引き起こしており、それにより性機能低下も起こる。男にとって自覚しやすいこの症状がメタボリック症候群の診断に結びつくことが多いんですよ。

これは21世紀医学において大きな問題になると思っています。過食、運動不足で、採取したエネルギーが加齢のため消費できない中高年男性は、そのエネルギー・栄養が内臓内腸間膜に蓄積していくのです。そして内臓脂肪肥満となり、その脂肪組織からのアディポサイトカインの影響により、高血圧・糖尿病・メタボリック症候群が発症してくるのです。

男性ホルモンの多い若い年齢では、男性ホルモンの作用で体の筋肉組織でエネルギーを消費して余らないので問題ないのですが、男性ホルモンが低下してくる中高年では筋肉組織が十分にその働きができず、余った栄養を脂肪としておなかの中に溜めてしまうのです。

女性は女性ホルモンで余った栄養は皮下に溜められるので、比較的、内臓脂肪肥満にはなりません。ですから、閉経後はやはりメタボリック症候群になりやすいのですが、男性のほうが4倍も女性よりメタボリック症候群になるので、男性にとって男性ホルモン・テストステロン低下は、大きな医学的な問題点なのです。内科系の先生方も、この点にもう少し開眼して欲しいものですね。

渡辺　いろいろ影響を及ぼしているんですね。ＥＤにならないため、日常生活においての注意は。

熊本　たとえば、以前は年を取ったら食事は魚とお茶漬けなどと言われました。でも最近は逆に、毎日少なくとも１００ｇの肉を食べて、男性ホルモンなどの原料である脂肪の補給をすることが推奨されています。

渡辺　老いてなお、必要量の脂肪を摂《と》れ、と。性のメカニズムは複雑ですね。ところで、もし男性ホルモンの投与やバイアグラなどが無効の場合はどうするのですか。

熊本　バイアグラ以前によく使われたのはバキューム吸引器（陰圧式勃起補助器具）です。

筒の中にペニスを入れ、除圧によってペニスを勃起させる人工的な勃起維持の手法ですね。他には、血管拡張薬を直接注射する陰茎海綿体注射法や、陰茎内部に支柱を埋め込む陰茎プロステーシス移植手術などもあります。ただ、現在はやはり、男性ホルモンとED治療薬の併用がかなり効果の幅を広げており、それを症例ごとに上手に使い分けることが臨床上の大きなテーマとなっています。

渡辺　お話を聞いているとセックスは単にペニスの問題ではなく、全身の問題だということがわかります。

熊本　男性にとって女性とのセックスだけが問題だと思ってしまうと、本当の男性心理がわからないのではないかと思います。セックスをする相手との問題ではなく、前にも説明した〝男として早朝勃起を自覚できるか否か〟が、自分自身の問題として重視されるのではないでしょうか。

実際、奥さんが横を向いてセックスなど無関係でも、しっかりした朝勃ちが回復したということで男としての自信がつき、日常生活を送る上で活気が出て、自信が回復したという患者さんの述懐がよく聞かれます。中高年男性もなんとなく〝しょぼしょぼ〟せずに、男のRevitalization（再活性化）を考えてもよいのではないかと思います。

「難しきもの、それは女なり」と言いますが、医学的に言えば、「難しきもの、それは男なり」なんです。男の生理は人によって千差万別。女性は、男の性は単純だと思わず、十分に理解してあげてほしいですね。

渡辺　男性自身もまた、自らの生理を知ることが大切なのですね。興味深いお話をありがとうございました。

患者座談会
私たちのED克服体験記

小林肇さん（72歳・仮名＝以下同）
会社経営者。10年前に糖尿病と診断された頃から、性行為の途中に勃起が萎えたり、挿入が不完全になった。専門医の診察を受け、陰茎海綿体注射や、陰茎内部にシリコンの支柱を埋め込む陰茎プロステーシス移植手術を受けた。

宮本和馬さん（42歳）
フリーライター。独身。3年前、当時2年ほど交際を続けていた女性とのセックス時に、突然勃起しなくなった。以降、バイアグラを使うようになった。

神山俊さん（34歳）
グラフィックデザイナー。結婚後、性欲旺盛な妻とのセックスに悩むようになった。バイアグラやレビトラを服用しセックスレスを解消しても、精神的満足にはいたらないという。

プロフィールは座談会収録時（2007年7月）のもの

渡辺　いちばん年長の小林さんから、EDにいたった経緯を教えてください。

小林　'92年に閉塞性動脈硬化症で右足の大動脈のバイパス手術を受けました。その後、'97年に糖尿病の可能性があると告げられた。一時、血糖値が400までいってました。運動をしないで酒ばかり飲んで太っていたので、糖尿病が危ないとは思っていたのですが。

渡辺　糖尿病患者はEDになりやすいといわれていますが、いつ頃から不全を感じましたか。

小林　不如意になったのは7〜8年前ですね。それまで特に不自由は感じていなかったのですが、途中で勃起が萎えてしまうなど、違和感を感じるようになった。周りの友人に聞いてみると、「おれはセックスなんて卒業した」「もうとっくに枯れてる」といった答えばかり。それで本当にいいのかと。

渡辺　その頃、もうバイアグラが発売されていましたね。

小林　ええ。でも、私はワーハリン（血液の塊である血栓《けっせん》ができにくくなる薬）を飲んでいたので、バイアグラは使えないんです。

渡辺　血管拡張作用のある薬や、血栓塞栓《そくせん》症の予防薬を飲んでいる方は、副作用の危険がありますからね。

小林　そうです。それで、'00年に長野赤十字病院を訪ねて、専門医（泌尿器科）に診ていただきました。気さくな先生で、「心配することありません。出してごらんなさい」と言って、触診してくれて。「諦めずに一緒に頑張りましょう」と励ましてくれたので、何でも打ち明けられました。

渡辺　症状が症状ですから、主治医との相性はとても大切ですね。診察の結果はいかがでしたか。

小林　糖尿病を放置していたために、陰茎の血管が傷んでいることが大きな原因だろうということでした。バイアグラの効果が期待できないので、陰茎に注射する方法を勧めていただきました。海綿体に血液を流入させる作用のある薬を、病院で注射してもらうんです。

渡辺　痛みは？

小林　針は非常に細くて、2ミリほど刺すだけの小さな注射器ですから、全然痛くありません。

宮本　しかし、ペニスに針を立てるなんて、身の毛もよだつような話ですね。

小林　そこまで追い詰められているということです。少しでも元気になろうという真剣な願いですよ。

渡辺　効果はありましたか。

小林　最初は反応が遅れていたんですが、そのうち、注射して5～6分で勃起するように

生活習慣病と勃起障害

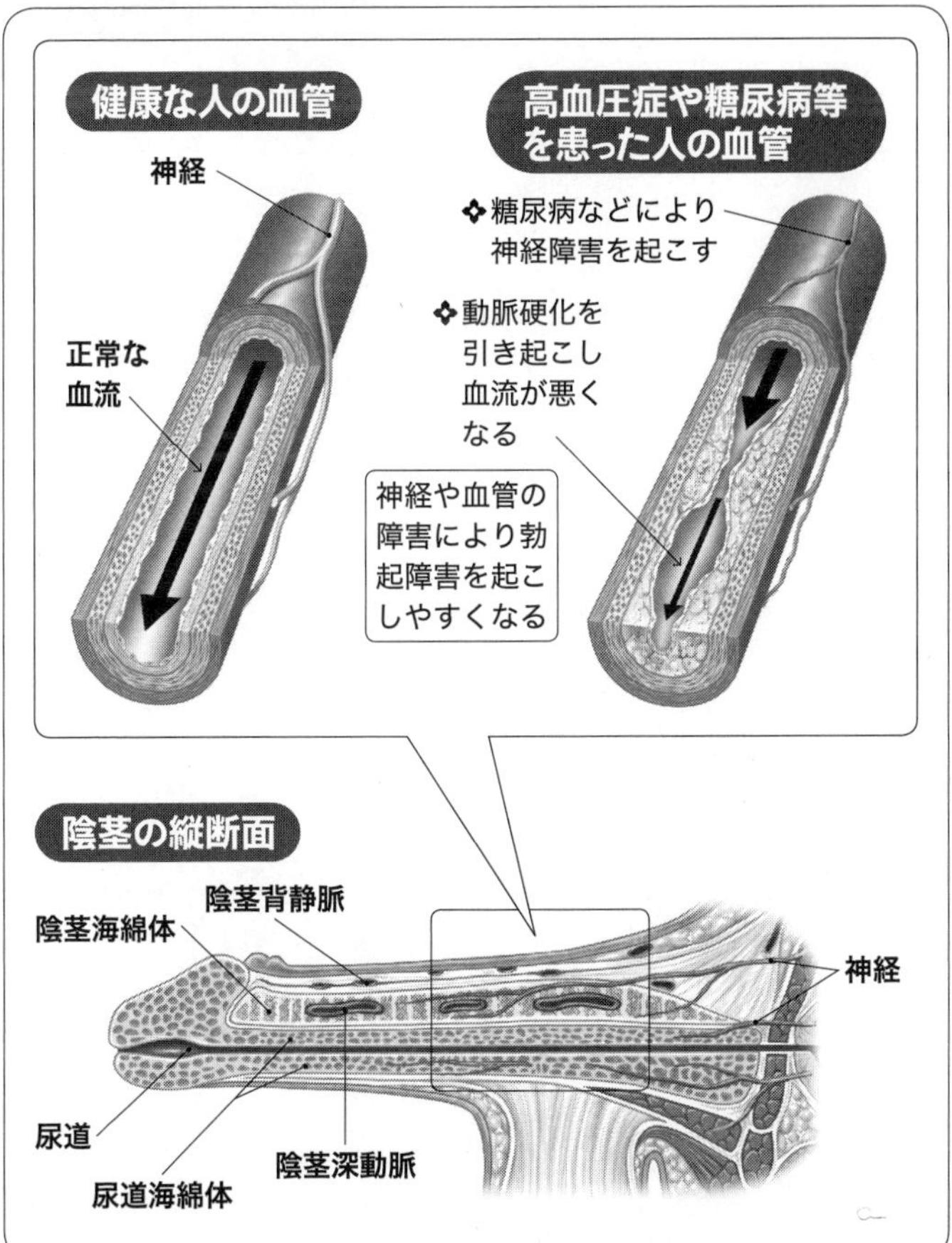

☞糖尿病、高血圧症、高脂血症、心臓や血管の病気などの生活習慣病は、中高年男性の男性ホルモン低下が引き起こしており、それによって性機能低下や勃起障害になりやすくなる。

なりました。

渡辺　注射は1本いくらぐらいでしたか。

小林　1回の治療で1000円前後だったと思います。でも、6年ほどしたらまたダメになってきた。糖尿病が進行して、注射の効果が薄れてしまったんです。

渡辺　それで次の治療の段階に移ることになったわけですね。その話はまたあとでおうかがいします。次は神山さん、お願いします。

神山　僕は現在34歳で、10年前に結婚しました。今はもう離婚していますが、元妻はセックスに非常に積極的な人で、手帳に「もう何日していない」とつけていたほどでした。仕事が忙しいと徹夜することもありますから、毎日するなんてとてもムリです。そうすると、「なんでしてくれないのよ」と怒る。無理矢理ベッドに入っても、どうしても途中で萎えてしまったり、それどころか勃起にいたらなかったりしました。そんなことが続いているうちにますますやる気が失せて、結婚後1〜2年で完全にセックスができなくなりました。

渡辺　あまり迫られると、かえってダメになるのかもしれませんね。

神山　朝食時でさえ、「今度はいつしてくれるの」と迫られるんですからね。僕はもちろん性欲はあるし、セックスをしたいという欲望もあるんですが、強制されたとたんに萎えてしまう。もう逃げたい、という一心でした。

渡辺　奥さんはセックスのときに、強く快感を感じるタイプでしたか。

神山　はい。彼女はもともとそういう嗜好《しこう》が強かったのかもしれませんが、レディースコミックを読み込んだり、ネットでアダルトビデオを覗き見ていました。僕なんか、非常に単純な人間なので（笑）、ベッドで要求されてもごくふつうなセックスしかできない。彼女に言わせると、僕は性に関して保守的でワンパターンだということになる。それまで付き合った女性に、そんなことを言われたことはなかったんです。

渡辺　アダルトビデオ（ＡＶ）とか過激なコミック雑誌は全部、異常性行為だからね。そんなものを参考にされたら大変だ。ＡＶで「すごくいい、いい」と女優がよがるのは演技にすぎないのに、男はよくわからずにそれをそのまま信じてしまう。

神山さんは、その激しく求めてくる奥さんが原因でＥＤ的な症状になったと。

神山　もともと自分はそんなにセックスが強くないという思い込みがあったうえに、妻になじられて、よけいやりたくないなと思うようになった。たまたま、彼女の日記を見てしまったら、そこに前の男との比較が書かれていて（苦笑）、その男とのセックスのほうがいいと。ガツンときましたね。

渡辺　それはショックだったでしょうね。

宮本　今の神山さんの話を聞いていて、はじめ僕と似ていると思ったんですが、根っこの部分でまったく逆なんだなと思い直しました。僕の場合、ＥＤになったきっかけは、女性に気を遣われたからなんです。

僕は結婚経験はありませんが、以前同棲していた女性が、非常に勝気で、自己主張しない。自分の意見をハッキリ言うタイプだった。ところが、あるとき僕がダメだったら、「気にしなくていいのよ」と言った。そんな優しい台詞《せりふ》を言うような女性じゃないと思っていたのですが、慰めてくれた。

渡辺 気を遣われたことで、かえって傷ついたと。

宮本 男が勃たなければ、女性だって傷つくと思うんですよね。自分に魅力がないのかと思ったりして。でも、「いいよ、いいよ」と言われたことで、僕は逆に男としての自意識が非常に傷ついたんでしょうね。

渡辺 女性は「別にそんなこと気にしてないよ」と好意から言ったのかもしれないけれど、その言葉がかえってマイナスになった。

宮本 神山さんのように、なじられていたらどうだったのかというと、何とも言えないですけどね（笑）。ただ、それ以前にも、別の女性とですが、体調やお酒の飲みすぎでダメになることはありました。でも、そのときには、慰められてもEDにはならなかった。直接のきっかけになった女性のときは、僕は38歳くらいでしたから、年齢的な問題もあったのかもしれません。

渡辺 自意識が傷ついたというのは、もう少し詳しく言うとどういうことですか。

宮本　彼女は、僕より収入が多くて、僕よりも忙しく、バリバリ働いていた。それで、せめてセックスぐらい頑張らなければという思いがあったのかもしれない。ところが、その唯一の部分もダメとなると、自分が役立たずな人間に思えてくる。彼女にとって、自分という存在は何のためにあるのかと考えてしまったんです。

渡辺　その彼女とそうなってから、他の女性ともうまくいかなくなったのですか。

宮本　その件があってから、何度かやはりうまくいかないことが続いたんです。はじめはちょっと硬めで挿入できても、いわゆる〝中折れ〟になってダメになるわけです。これはまずいと思いだしたのが、なおさらよくなかったんでしょう。前戯している段階で、常に自分のものを確かめるようになった。今日は大丈夫そうかなと。その時点で、相当なプレッシャーになっているんでしょうね。案の定、ダメなケースが続きました。

渡辺　小林さん、若い二人の話を聞いてどんな感想をもちましたか。

小林　羨ましいですね。そんなに女の人に責められたり、慰められたりしてみたい（笑）。

渡辺　精神的なものが原因のEDにもバイアグラやレビトラが効くといいますが、神山さんはED治療薬を使ったことはありますか。

神山　最初は、元妻にカウンセリングに連れていかれたり、漢方薬をいろいろ飲まされたりしました。

渡辺　やはり奥さん主導なんですね。バイアグラを飲んだことは？

神山　はい。すさまじい勃起でしたね。
渡辺　若いからね。それで性行為もうまくいった？
神山　彼女はものすごくビックリしていました。だから、多少自信はつきましたけど……。
渡辺　たくましくなること自体は嬉しいけれど、快感そのものはあまりないと。
神山　ある程度気持ちよさはあるんですが、ずっと勃起したままで終わらないんですね。そうなると逆にいつ終わるのかなと。どんどん醒めてくる。
渡辺　射精しても縮まない？
神山　使い始めたときはそうでした。
渡辺　宮本さんもＥＤ治療薬を飲んでいますか。
宮本　はい。
渡辺　薬を使うことに対する自己嫌悪感のようなものはありますか。
宮本　僕は正直言って、役に立たないよりは、薬を飲んだほうがよほどマシだと思いますね。僕の場合、もはや自分の快楽云々《うんぬん》ではなく、それよりも……。
渡辺　相手を歓《よろこ》ばすという発想ですか。
宮本　そうですね。それによって自分の自意識を守る。
渡辺　それで、今はどういう状態ですか。

宮本　役に立たないのではという恐怖心が先に立って、バイアグラなしで行為をしたことはほとんどありません。だから、まだED状態なのかすらよくわからない。朝立ちはするんですが。

渡辺　日本人のEDの6割以上が心因性だといわれていますが、お話をうかがっていると、男というのは非常にナイーブでデリケートな生き物ですね。その事実を女性はほとんど知らない。これを読んで女性も少し考えてほしいですね。

さて、小林さんは専門医のもとでED治療を行い、まずは陰茎海綿体注射を受けた。勃起は戻ったが、糖尿病が進行して効果が薄れてきた。そこで外科手術を受けたのですね。どんな手術ですか。

小林　長野赤十字病院の主治医の先生に、東邦大学医療センター大森病院泌尿器科の先生を紹介していただいて、この4月に「陰茎プロステーシス」という、陰茎の長さに合わせたシリコンの支柱を海綿体の中に埋め込む手術を受けました。

渡辺　結果はどうですか。

小林　手術から1週間後に抜糸しましたが、セックスは2ヵ月間禁止。最近やっと解禁されました。なにしろ中に芯が入っているんですから（笑）、まるで割り箸が入っているかと思うぐらい硬いんです。

渡辺　外観は変わっていないんですね。

小林　少し短くなったような気はしますけど、格好は前と全然変わりません。

渡辺　快感はどうですか。

小林　ありますよ。さすがに以前よりは若干少ないですが。痛みはありません。

渡辺　相手が違和感を覚えるというようなことは？

小林　ないですね。

渡辺　手術にいくらぐらいかかりましたか。

小林　医療費自体は安いんです。ただ、シリコンの器具そのものが高い。日本製のものは安いんですが、外国製の自由自在に曲がるものは高く、40万円ぐらいです。手術その他の費用は15万〜16万円だったと思います。

渡辺　手術を受けてみて、いかがですか。

小林　私はよかったと思っています。何かこう、自信が出てきましたね（笑）。この手術は、プロステーシスの移植によって本来の陰茎海綿体の勃起機能がなくなってしまうため、他のED治療が無効だったときの最終手段という説明を受けました。私の場合は、それを望んで行ったわけですから、いまは満足しています。

渡辺　神山さんは、元の奥さんに「なぜしてくれないの」となじられ、精神的なものが原因でEDになったということでしたが、病院には行かれたんですか。

神山　僕は結婚後1〜2年で妻とセックスができなくなりましたが、ちょうどバイアグラ

郵便はがき

料金受取人払郵便

小石川局承認

1543

差出有効期間
平成21年11月
9日まで

112-8731

東京都文京区音羽二丁目
十二番二十一号

講談社
学芸図書出版部 行

★この本についてお気づきの点、ご感想などをお教え下さい。
(このハガキに記述していただく内容には、住所、氏名、年齢などの個人情報が含まれています。個人情報保護の観点から、ハガキは通常当出版部内のみで読ませていただきますが、この本の著者に回送することを許諾される場合は下記「許諾する」の欄を丸で囲んで下さい。

このハガキを著者に回送することを　許諾する　・　許諾しない　)

愛読者カード

今後の出版企画の参考にいたしたく存じます。ご記入のうえご投函くださいますようお願いいたします（平成21年11月９日までは切手不要です）。

お買い上げいただいた書籍の題名

a　ご住所　〒□□□-□□□□

b　お名前《ふりがな》

c　年齢(　　　)歳

d　性別　1 男性　2 女性

e　ご職業　1 大学生　2 短大生　3 高校生　4 中学生　5 各種学校生徒　6 教職員　7 公務員　8 会社員(事務系)　9 会社員(技術系)　10会社役員　11研究職　12自由業　13サービス業　14商工業　15自営業　16農林漁業　17主婦　18家事手伝い　19フリーター　20その他(　　　)

f　本書をどこでお知りになりましたか。
1 新聞広告　2 雑誌広告　3 新聞記事　4 雑誌記事　5 テレビ・ラジオ　6 書店で見て　7 人にすすめられて
8 その他(　　　)

g　定期的にご購読中の雑誌があればお書きください。

h　最近おもしろかった本の書名をお教えください。

i　小社発行の月刊ＰＲ誌「本」(年間購読料900円)について
1 定期購読中　2 定期購読を申し込む　3 申し込まない

EDのさまざまな治療法

陰茎プロステーシス移植手術

シリコン製のプロステーシスという器具を、左右の陰茎海綿体内へ2本埋め込む手術。
シリコンの中には金属の筋が入っており、それにより陰茎に硬さを持たせ、さらに折り曲げを可能とさせる。

陰茎の縦断面

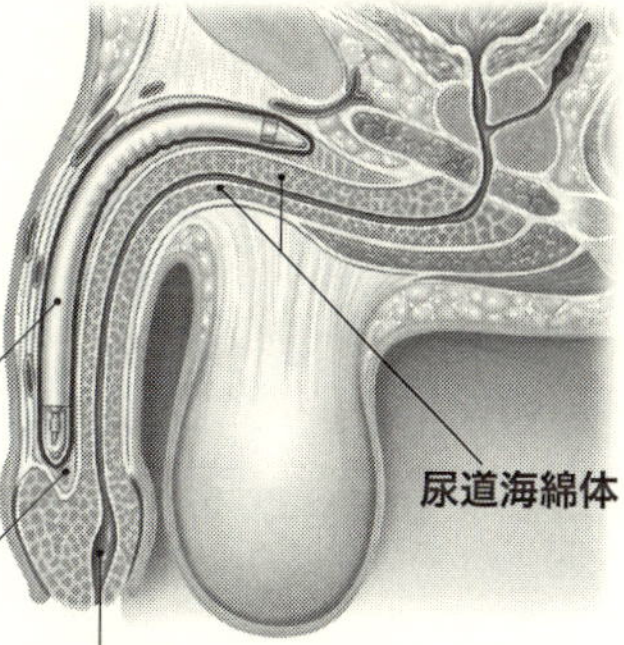

陰茎の横断面

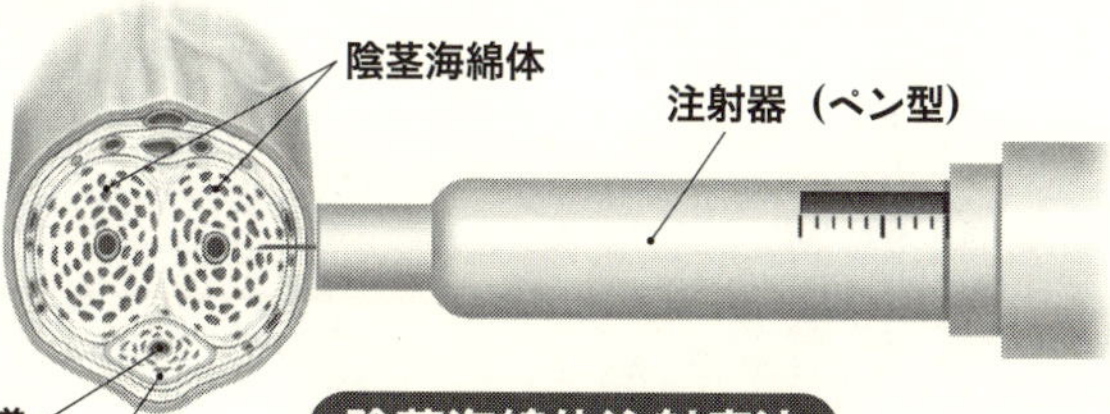

陰茎海綿体注射療法

左右どちらかの陰茎海綿体内へ血管作動性薬剤を注射する。極細針を使用するため痛みはほとんどなく、1～2秒で注入可能。5～10分で勃起を確認できる。

✐海綿体注射は欧米では自分で注射が可能だが、日本は病院で打ってもらうしかなく利便性が低い。プロステーシス移植手術は通常、他の治療法がすべて効果が現れない場合の最終手段として行われる。

が上陸（'99年に日本で認可・販売）して、EDという言葉が世間に広まった頃に大学病院の泌尿器科を受診しました。ちょっと抵抗がありましたけど、やはり行くしかないだろうと。

渡辺　そのときの診断は。

神山　身体的な異常はないけれど、ストレスがたまっていることと運動不足を指摘されました。生活リズムの改善を指導され、とりあえず補中益気湯《ほちゅうえっきとう》という漢方の滋養強壮剤とバイアグラを処方してもらいました。

渡辺　医師の対応はいかがでしたか。

神山　先生がざっくばらんな方で、「それはやっぱりバイアグラ一発飲んでさ」みたいな調子でした（笑）。

渡辺　効果はあったわけですね。

神山　はい、バイアグラもその後に出たレビトラ（'04年に日本で認可・販売）も、よく効きました。勃起能力という点だけを考えれば、ED治療薬の処方で問題は一発で解決してしまった。

渡辺　宮本さんは？

宮本　僕はじつは病院には行っていません。朝立ち（早朝勃起）はたまにしていたし、肉体的な原因ではないだろうと思っていたので。

渡辺　でも、バイアグラは使っていたんですね。

宮本　いまはもうないですが、歌舞伎町にモグリの薬局があってそこで多めに購入しました。処方されるものより高いんですけど。

神山　普通、1錠1500円くらいですね。

宮本　それより高かったですね。僕も神山さんと同じで、勃起力に関しては薬で解決することができた。

渡辺　副作用はどうですか。

宮本　僕はバイアグラを飲むと、動悸が多少激しくなります。

神山　僕はなかったですね。ただ、バイアグラを服用することで妻とセックスができるようにはなったんですが、何か機械的な勃起に違和感を覚えて、結局3回ほどしか使いませんでした。その後しばらくして、結局妻とは離婚しました。

宮本　その違和感は、僕もわかります。確かにセックスは可能になりますが、興奮するというわけではなくて、どこか頭が醒めている。どうしても満足できない部分が残ってしまう。

渡辺　薬で勃起の問題が解決したとしても、精神的な悩みは残る場合があると。皆さん、EDを経験して女性観は変わりましたか。

小林　私の理想は、ひと言で言うなら、ウソでもいいから「あなたはいちばん大きくて強くてすごい」と、言ってくれる女性（笑）。年甲斐もないですが。

渡辺　なるほど。確かに男にはペニスに対する幻想のようなものがありますね。以前、ある先輩の女性と話をしたとき、「私は大きいオチンチン嫌い」と言われて。「男は何もわかっていない。大きな飴玉をいきなり口に入れられたときの、まずさと狼狽《ろうばい》はわかるでしょう」と（笑）。

宮本　ははあ（笑）。男は小さい頃から友だち同士で比べたりして、何か刷り込まれているんですね。でかいやつが一番偉いみたいな。

渡辺　挿入する側とされる側は天と地ほど違うということですね。女性は性行為そのものよりも、愛の雰囲気や感性が好きなんです。男は、女性が感じるのはクリトリスか膣《ちつ》しかないと思っているけど、全身で感じることができる。背中だって脇腹だってお尻だって。感覚範囲が広いんです。そして優しい言葉をかけてほしい。

小林　やはりそこは努力なんでしょうね。

渡辺　そうですね。たとえばフランスでは、女性の陰部を表現する言葉がたくさんある。「美しい花」とか「溢《あふ》れいずる泉」、「天国への階段」とか、あるいは小動物にたとえたり、調べただけでも１００近くあった。だから、フランスの男は勃つ勃たない以前に、そういう言葉を使って「君のあれは素敵だ」とささやいているんだと思う。女性はそのほうがはるかに満たされる。変なものが入ってくるよりも（笑）。このあたりが、日本の男は勉強不足でヘタなんだと思いますね。

宮本 前戯のときも挿入時も、たくさんしゃべりかけたほうがいいと。日本は性産業では先進国なのに、本質的にはすごく性後進国なんでしょうね。

渡辺 セックスや快楽を賛美するという思想が日本にはないからね。ところで皆さん、EDを経験されたときに、射精はどうだったんですか。

宮本 射精というより、僕にとっては相手を満足させることのほうが重要だった。

神山 僕もそうですね。自分の射精はどうでもいいんです。とにかく相手を満足させないと、という義務感でいっぱいで……。

小林 私も年を取ったせいか、女性に満足感を与えることのほうが快感ですよ。射精の問題じゃない。

宮本 失礼ですけど、渡辺先生ご自身はEDは心配ないんですか。

渡辺 まあ、ダメならダメでいい、という感じだね。

宮本 ああ、いい言葉だなあ（笑）。僕もそう思えたら、薬なんか飲む必要ないのに。

渡辺 自分はダメなんだけど、とオープンにするほうが楽じゃないかな。「いいときもあるけどダメなときもある。でも君を愛しているよ」という感じで。

宮本 力みすぎるなということですね。

渡辺 男が女に好かれる前提は可愛いということだと思うんだよね。その意味で、欠点をさらすのは可愛いことだからね。日本の男は頑張りすぎて疲れているんだと思う。

宮本 僕は、どの女性とつき合っても、年月が長くなると、だんだんセックスの回数が減ってくる。ずっとそうでした。

渡辺 男は誰でもそうでしょう。

宮本 僕も神山さんと同じように、回数が少ないことに関しては、つき合っていた女性によくなじられました。それがEDの原因になったわけではないんですが、そのへんの男女のズレですよね。相手に対する愛情の持続と、セックスにおける興奮度を両立させるのは、無理なような気がします。

渡辺 これは結婚後も大きな問題だね。女性はだんだん性を知って、欲望が深くなっていくのに対して、男性は一般的に、美しい蝶々がヒラヒラしているのをゲットする瞬間が一番性的ボルテージが上がる。血中の男性ホルモンの量も、そういうときに上がるようで。

神山 完全に方向が逆ですよね。僕も、離婚後に他の女性と交際したんですが、お互いの恋愛感情が高まっている付き合い始めは問題なくセックスができるんですが、次第にできなくなって、レビトラを使うようになりました。いまでも、薬は何か根本的な解決にはならないような気がしています。これは僕の性格的な問題なのかもしれませんが。

宮本 女性との関係が日常化すればするほど興奮度は下がってくる。それは同じですね。

極端な話、僕は部屋の中でスッピンすら見せてくれないほうがいい。

渡辺 だから、セックスレスの夫婦が多いのは当然だね。僕はこれから、結婚しても一緒に住まない別居婚とか、同居にしても週末婚というのが徐々に増えるんじゃないかと思う。夫婦といえどもある程度距離や間隔を置いておく。

宮本 それはいいアイディアですね。特にセックスに関しては有効かもしれない。

小林 結婚しないで満足できるなら、しないほうが得だと考える若い人が多くなっていますね。

渡辺 だんだんそちらにシフトしていくかもしれませんね。男女関係が親密になるのは、何も性行為だけじゃないということも重要なポイントですね。必ずしもセックスすればいいというものではなく、優しく抱いてあげる、肌と肌で触れ合うといった行為で十分ということもある。

神山 いま渡辺先生がおっしゃったようなことを、治療を受けた医師からもアドバイスされました。「日常のコミュニケーションが大事」だと。そういう精神的充足感が得られる愛情関係が、男女のベストの形なのかなと思うんです。

渡辺 それにしても、ＥＤについて話してくれる人がこうして出てきてくれるというのは、少し前には想像もつかなかったことです。ありがとうございました。

chapter 5

眼疾患

医師対談

若倉雅登医師
治る近眼、怖い緑内障

パソコンや携帯電話の普及によって、目の負担はかつてないほど大きくなっている。脳に入る全情報の80〜90％は視覚を通してやってくる。目をいかに快適に保つかが、人生にとって重要なのは言うまでもない。

開設125年以上の歴史を持つ東京・お茶の水の井上眼科病院院長、若倉雅登医師に、近眼・老眼改善の最新情報、さらに、白内障《はくないしょう》、緑内障《りょくないしょう》など、目の病気全般について話をきいた。

渡辺　まず、人間の視力というのは、最良でどのぐらい見えるものなのですか。

若倉　日本の、ランドルト環《かん》（C字形の輪）による視力測定表は大体1・5か2・0までしかありません。でも、もし人間の角膜《かくまく》（黒目の表面を覆う膜。レンズの役割をする）にもともとある光学的な歪《ゆが》みを完全に矯正することができれば、4・0～9・0まで出る可能性があるとされています。

一般には目だけでものを見ていると思いがちですが、正確には眼球からの情報が視神経などを通って大脳に届いて初めて「見える」ことになります。脳で、過去の経験や知識、記憶といったものと組み合わせて、ようやく意味のある視覚情報になるわけです。脳に入ってくる全情報の80～90％が眼球からの情報ですから、目をいかに快適に保つかはとても大事なことなんです。

渡辺　目は、五感を司る器官のなかでもっとも大事なものですね。

若倉　そうですね。違和感があって、ショボショボしたりすると、それだけでやる気が失せて日常生活に支障をきたしてしまいます。

渡辺　目はいつも健康で快適でなければならないと。病気かどうかはわかりませんが、目についての読者の身近なテーマは、近眼、老眼のようで。はじめに、基本的な近視のメカニズムを説明してください。

若倉　安静な状態で、目に入ってくる平行光線が、網膜《もうまく》（角膜を通った光が画像を結ぶフィルムの役割をする膜）より前で焦点をつくるのが近視です。逆に網膜より後ろにいくのが遠《えん》視《し》。ですから、近視の場合は目の前に凹《おう》レンズ、遠視の場合は凸《とつ》レンズを持ってきて、網膜にぴったりピントを合わせるようにするわけです。

渡辺　日本人には、近視が多いようですが。

若倉　二人に一人が近視と言われています。眼鏡などのレンズの度数は「D＝ディオプトリー」という単位で表しますが、マイナス0・25Dの凹レンズで矯正して、裸《ら》眼《がん》より視力が出れば近視とされています。マイナス3D、6Dと近視の度合いが上がるごとに、弱度（軽度）近視、中等度近視、強度（高度）近視というふうに分けています。逆にプラス0・25D、つまり凸レンズの薄いもので矯正できる場合は遠視になるわけです。

渡辺　以前、外国では、カメラを持って眼鏡をかけているのは日本人だ、なんて言われていましたが。

若倉　レンズの役割をはたしている角膜や水晶体《すいしょうたい》の屈折率が強すぎるのが近視の主な原因ですが、なぜ日本人に多いのかは不明です。

日本人は特に強度近視の、マイナス8Dや10D以上といった、かなり厚い凹レンズをかけないと見えないような人たちがたくさんいて、大人になってもどんどん近視が進む。強度近視の人たちは、眼軸《がんじく》（角膜から網膜までの長さ）が伸びて、目が大きくなるんです。すると、網膜が薄くなって機能が低下してくる。

目の構造と屈折異常

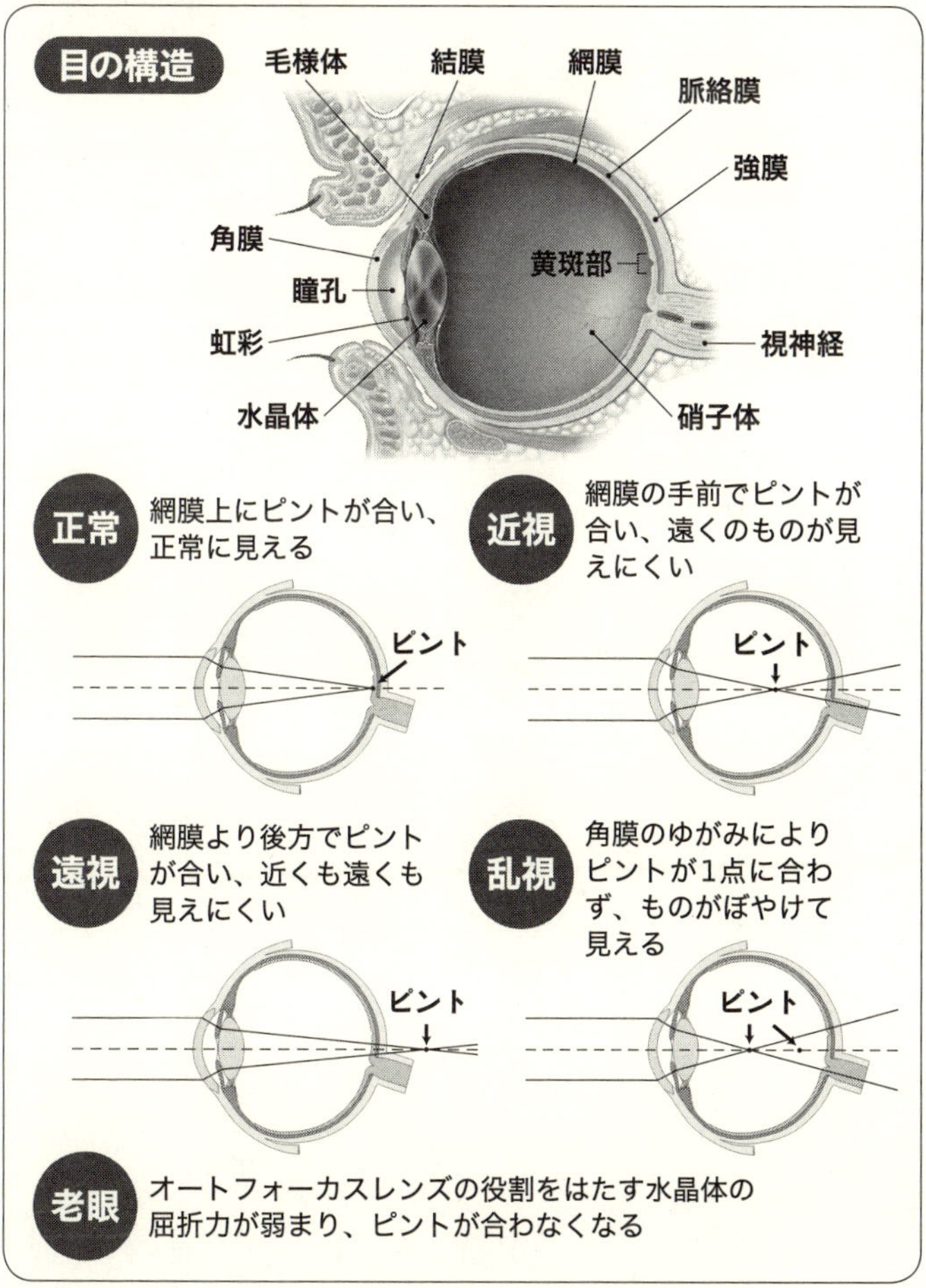
目の構造
毛様体
結膜
網膜
脈絡膜
強膜
角膜
瞳孔
黄斑部
虹彩
視神経
水晶体
硝子体
正常
網膜上にピントが合い、正常に見える
近視
網膜の手前でピントが合い、遠くのものが見えにくい
ピント
ピント
遠視
網膜より後方でピントが合い、近くも遠くも見えにくい
乱視
角膜のゆがみによりピントが1点に合わず、ものがぼやけて見える
ピント
ピント
老眼
オートフォーカスレンズの役割をはたす水晶体の屈折力が弱まり、ピントが合わなくなる

✐目に入る光は、角膜と水晶体で2度屈折し、網膜上でピントを合わせて正しい像を映しだす。角膜と水晶体の間の虹彩の色が、茶褐色、青など瞳の色を決める。

渡辺　美人で目が大きい人に近眼が多いような気がしますが（笑）。

若倉　それはあながち間違いではないかもしれません。

はじめに少し触れましたが、角膜の微妙な歪みが視力低下の原因となります。ものの形、明るさ、色を見分ける感覚細胞が1億個以上集まっている網膜は、本来高い機能を持っているから、角膜のこの歪みを生じないようにすれば近視は矯正できます。これが、レーシック《LASIK》という角膜屈折矯正レーザー手術の基本的な考え方ですね。

渡辺　いまは相当強い近眼でも矯正できるのですか。

若倉　矯正といっても、その「質」の問題が出てきます。ふつうに眼鏡をかけるのが視力回復の最良の方法かもしれませんが、質を求め、光学的にもよりよい方法を選ぶとすると、コンタクトレンズやレーシックがよかったりするわけです。

渡辺　質がいいとは？

若倉　古いレーシックは、同じ視力1・2が出ても、夜間などに光が必要以上に眩《まぶ》しかったり、光の周りに輪が見えたりすることがありました。しかし、最近の「ウェーブフロント・レーシック」ではそれが少ない。

渡辺　そのレーシックについて、説明してください。

若倉　近視の角膜を、コンピュータの計算どおりレーザーで平らに削る方法です。進化したウェーブフロント・レーシックは、手術中に目が動いても照射がずれないように、ちゃんと瞳孔《どうこう》の真ん中を追跡して、きれいに削ることができます。

渡辺　手術はおおむねうまくいくものですか。

若倉　強度近視（視力0・02以下）の人は角膜が薄いので、あまり削ると強度が保てないし、近視は大人になっても進んでいくので、手術をしてもある時点からピントは狂ってくる。そうしたケース以外の、一般的な近視の人は、ほとんど成功しますね。

渡辺　入院が必要ですか。

若倉　その必要はありません。手術といっても、眼球に点眼麻酔して、コンピュータをセットして、カンナで削るような感じで、角膜の上皮をそいで蓋《ふた》をつくり、レーザー照射で屈折を合わせ、蓋を元どおりにのせる。ちょっと痛い人もいるので、1日か2日コンタクトレンズをのせておく。それで大体すぐに見えるようになります。

渡辺　費用はどのぐらいですか。

若倉　自由診療なので、ところによって違いますけど、片目で10万円から20万円ぐらいです。また、アメリカでは、水晶体と角膜の間にレンズを入れる、「有水晶体眼内レンズ（フェイキックIOL）」という方法もあります。角膜が薄くレーシックが不向きな人にも可能で、日本でも試みられています。

渡辺　近視の矯正手術の進歩は大変なものですね。では続いて、老眼についてお願いします。

若倉　老眼は、大体40歳ぐらいになると、みんなに平等にやってきます。水晶体の調節力が弱まる。要するにピント合わせが下手になってくる。ただ、もともと遠視の人は日常生活にすぐ影響が出ますが、近視の人は老眼になっても眼鏡を外せばけっこう見えます。

渡辺　そうなんですよ。僕は軽い近視だから、わりと何でも見えるんです。

若倉　遠視の人は、若いときにすごく見えた自慢の目が、早く老眼になってくるんです。

渡辺　最近は老眼用のコンタクトレンズもあるようですが、老眼にならないようにすることはできますか。

若倉　調節能力が衰えるわけですから、いまのところいい方法はないですね。

老眼用の多焦点コンタクトレンズは、遠近両用コンタクトレンズとも言われます。眼鏡の二重焦点レンズは、レンズの上部が遠く用、下部が近く用というふうにできていますよね。コンタクトレンズの場合は、同心円状になっている。いちばん中心の部分は遠用、その次の輪は近用、次が遠用、近用……となっています。

渡辺　重なり合っているんですね。

若倉　不思議ですが、同心円状のコンタクトを入れると、脳のほうがうまく働いて、近いところを見るときは近用の部分、遠くを見るときは遠用の部分と使い分けてくれるんです。70歳で急に遠近両用コンタクトレンズを着用しても難しいのですが、老眼になりはじめのときから慣れれば、うまくできるようになります。

渡辺　目が慣れていくわけですね。

若倉　老眼鏡をきちっとかけるよりは、質はまだ十分ではないとも言われますが、眼鏡がどうしてもイヤな人には、一つのいい方法だし、まだまだ進歩すると思います。若いときからコンタクトをしていたような方には、勧めています。

渡辺　コンタクトの弊害のようなものはありませんか。

若倉　コンタクトレンズで困るのはドライアイ、乾き目感が出る人が多いこと。コンタクトをしている人の60～70％が感じると言われます。ただ、乾き目程度でしたら、目を潤すような目薬を使えば、大体は解決する。本当のドライアイは、涙腺《るいせん》の機能が悪くなって涙がよく出なくなる。膠原病《こうげんびょう》の一種であるシェーグレン症候群などがそうです。

渡辺　重症のドライアイの治療にはどんな方法がありますか。

若倉　目頭《めがしら》のところにある涙点という、目から鼻に抜けていく通路の入り口にプラグを詰める方法があります。涙が鼻に流れないようにして涙を溜めるわけですね。ただ、一見、眩しい、目がショボショボするといったドライアイの症状と酷似しているのに、まったく別の病気があるんです。

渡辺　どんな病気ですか。

若倉　眼瞼《がんけん》けいれんといって、目の開け閉めや、瞬《まばた》きがうまくいかなくなる。目の病気というよりは脳にある瞼《まぶた》の開閉スイッチの故障で起こる病気です。これがドライアイとそっくりの症状なので、なかなか眼瞼けいれんが見つからないことがある。「目をつぶっているのが楽」というのが特徴的な訴えです。おそらく日本に30万人ぐらいいるだろうと思います。

渡辺　パソコンで目が疲れるという人が多いと思いますが、疲れをとるためにはどうしたらいいんですか。

若倉　目はたくさんの作業ができる。遠くも見れば近くも見る。いろんな機能があるのに、50センチぐらいのところをいつも見ていると、一つの機能しか使わない。ですから、遠くを見たりキョロキョロするような眼球運動は大切です。散歩するのもいいでしょう。もちろん、ときには目を休めることも大切です。

渡辺　加齢によるものもあるでしょうね。

若倉　若いときと同じように長時間目を使えば、疲労が出るのは当然ですよ。それに心理的要素もあります。面白いものなら少々酷使しても疲れないのに、イヤな仕事は2倍も3倍も疲れる（笑）。それらが、ある許容量を超えると眼精疲労になったり、頭痛や、首、肩の痛みになったり、ひどいと抑うつ感が出てくることになります。

渡辺　目の疲れには精神的な要素も影響するわけですね。

次は白内障と緑内障を中心におうかがいします。白内障とはどういう病気ですか。

若倉　目の中のオートフォーカスレンズの役割をする水晶体が、白く濁る病気です。目に入る光が乱反射したり、網膜に届かなくなって、ものがぼやけて見えたり、明るいところで異常な眩しさを感じるといった症状が出てきます。放っておくと、視力の低下に結びついてくることが多いですね。

渡辺　白内障は、老化現象の一つと言われていますが。

若倉　基本的にお年寄りの病気です。水晶体の成分は6割以上が水分ですが、3割をタンパク質が占めています。そこに起こる何らかの変化が原因とされていますが、なぜ起こるかはわかっていません。75歳になると90％以上が白内障ですね。

渡辺　でも、現在では、白内障は手術が簡単で治りやすいというイメージが定着していますね。

若倉　白内障治療は、ここ20年間で、もっとも進歩した眼科の領域の一つです。濁った水晶体を人工眼内レンズと入れ替える、という手術が特に進歩しました。

昔は水晶体をまるごと取り出したものですが、いまは小さく切開し、超音波で水晶体の皮質や核を砕いて吸引します。後嚢《こうのう》という水晶体後部と接する膜は残しておいて、その膜に立てかけるような形で、水晶体の替わりとなる眼内レンズを入れます。器械も進歩し、眼内レンズの材質もどんどんよくなり、視力の「質」の面も上がってきて、安全性も高い。昔は1時間かかっていた手術が、簡単なものは10〜20分でできるようになりました。

渡辺　それは、速い。

若倉　昔はかなり視力が落ちないと手術をやらなかったんですが、いまは質を求める時代。「このごろゴルフのボールが見えにくくなった」というような理由で、積極的に早期手術をする方がどんどん増えています。

渡辺　すごい進歩ですね。

若倉　ただ、進歩したといっても、白内障の早期手術には、術後の不適応という問題点もあります。

渡辺　それはどういうわけで？

若倉　たとえば、白内障とは別に網膜に眼底病変を起こしていて、それが症状として前面に現れてきたという例、手術を受けて見えるようになった結果、かえって左右眼のアンバランスが明らかになった例などです。

渡辺　脳に入る情報の80〜90％は視覚情報ですから、目と脳は密接な関係にあるということですね。

若倉　片目が重度の白内障で長い間使っていなかったら、もう片方の目だけで見る生活に脳が慣れてしまう。すると、手術してものが一つ一つよく見えるようになっても、使っていなかった目に突然情報が多量に入ってくるので、治療後の状態に脳が適応できず、

白内障のタイプと症状

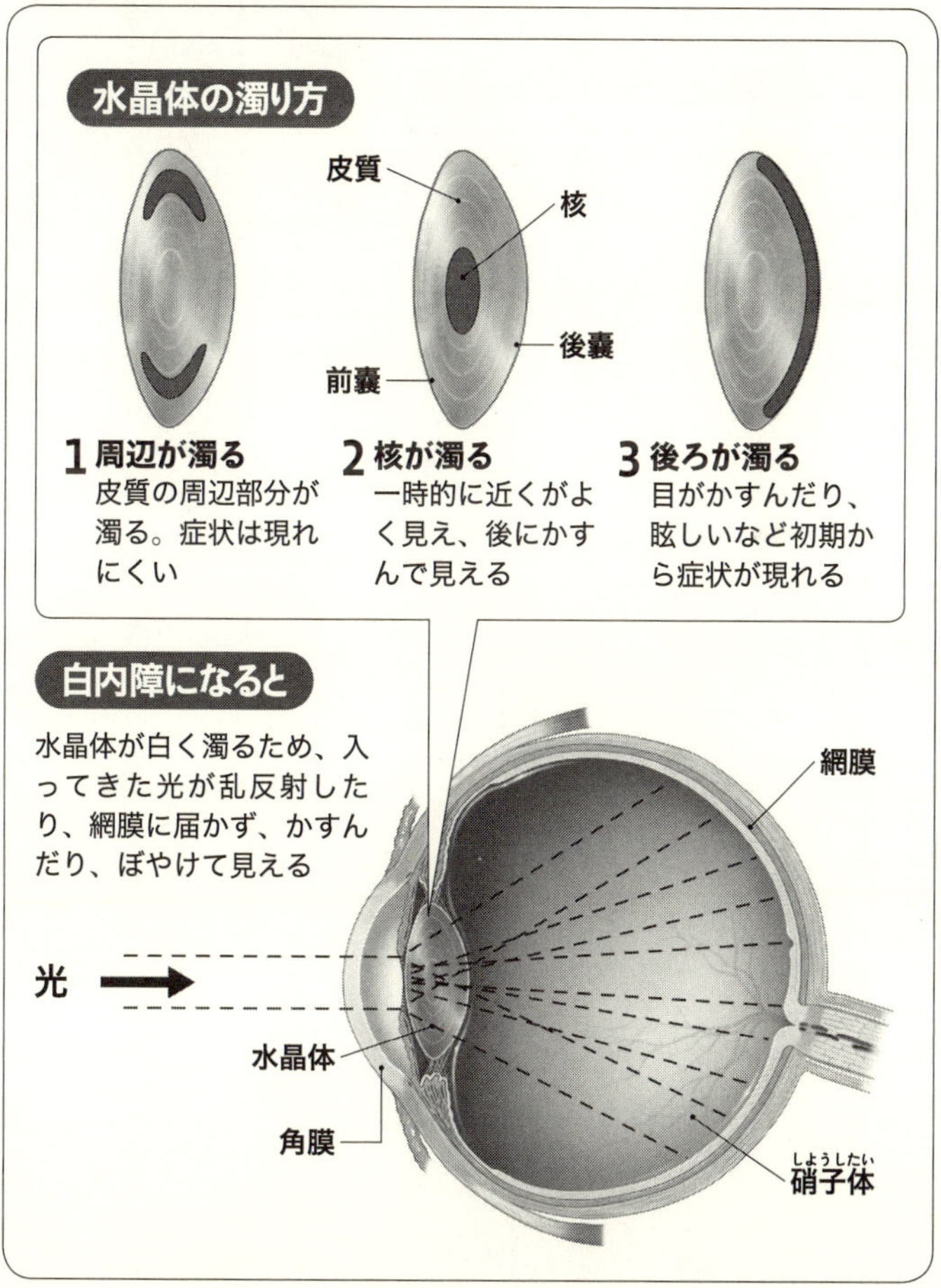
水晶体の濁り方
皮質
核
後嚢
前嚢
1 周辺が濁る
皮質の周辺部分が濁る。症状は現れにくい
2 核が濁る
一時的に近くがよく見え、後にかすんで見える
3 後ろが濁る
目がかすんだり、眩しいなど初期から症状が現れる
白内障になると
水晶体が白く濁るため、入ってきた光が乱反射したり、網膜に届かず、かすんだり、ぼやけて見える
網膜
光
水晶体
角膜
硝子体《しょうしたい》

✐白内障の初期は自覚症状がない場合が多い。水晶体の調整力が落ちる老眼は近くが見えにくくなるが、白内障は全体がかすんで見えにくくなる。

とても調子が悪い。目をつぶっていたいと訴えるケースがよくありますが、これでは手術した意味がありません。

渡辺 やみくもに手術をすればいいというわけでもないと。白内障の手術では入院は何日ぐらいですか。

若倉 日帰り手術もありますが、1泊してもらうケースが多いですね。手術の翌日も診る必要があるので、入院したほうが便利です。費用は、保険適用の3割負担で8万円ほどです。

渡辺 今後の白内障最新治療の展望はいかがですか。

若倉 アメリカでは、老齢の白内障手術に、老眼用遠近両用眼内レンズを入れるのが主流になりつつあります。日本でも最近許可されました。ただ、残念ながら近眼の手術同様に保険は適用されません。自由診療で大体50万円と言われています。

渡辺 白内障に比べて、緑内障は「怖い」という印象が強いのですが。

若倉 たしかにそうですね。緑内障は、視神経に障害が起こって視覚情報が脳に送られず、視野が欠けていく病気です。ただ、知っておいてほしいのは、二つの種類があるということ。

目の角膜と水晶体の間に、房水《ぼうすい》という目の中の水が、外に流れ出ていく隅角《ぐうかく》という場所があるのですが、そこが狭くなっている「閉塞《へいそく》隅角緑内障」と、広くなっている「開《かい》

緑内障のタイプとメカニズム

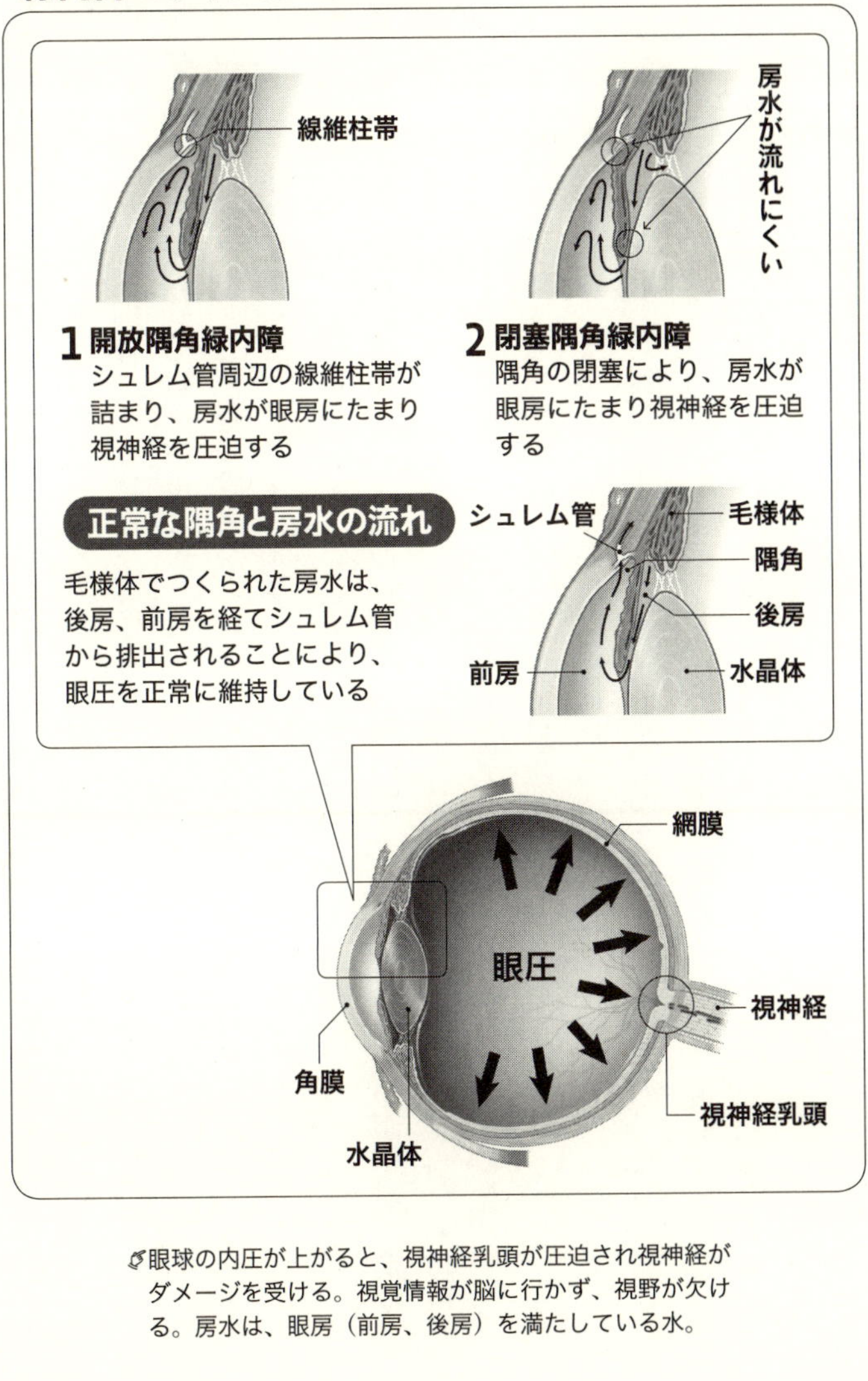
線維柱帯
房水が流れにくい
1 開放隅角緑内障
シュレム管周辺の線維柱帯が詰まり、房水が眼房にたまり視神経を圧迫する
2 閉塞隅角緑内障
隅角の閉塞により、房水が眼房にたまり視神経を圧迫する
正常な隅角と房水の流れ
毛様体でつくられた房水は、後房、前房を経てシュレム管から排出されることにより、眼圧を正常に維持している
シュレム管
毛様体
隅角
後房
前房
水晶体
網膜
眼圧
視神経
角膜
視神経乳頭
水晶体

☞眼球の内圧が上がると、視神経乳頭が圧迫され視神経がダメージを受ける。視覚情報が脳に行かず、視野が欠ける。房水は、眼房（前房、後房）を満たしている水。

放《ほう》隅角緑内障」に大別されます。前者の閉塞性の場合は、急に眼圧《がんあつ》（眼球の内圧）が上がり、放置しておくと視神経が圧迫されて2～3日で失明するようなケースもある。しかし、ほとんどの緑内障はそうではなく、後者の開放性。隅角の通りはよくても、房水の出口であるシュレム管の線維柱帯《せんいちゅうたい》という場所が目詰まりを起こしながら、5年、10年という単位で、ゆっくりと視野の障害が進行していくタイプの緑内障です。

渡辺　ほう。緑内障の「緑」というのはどういうところからきているんですか。

若倉　「内障」という言葉が昔からあって、「障」はさわるという意味ですね。目を診て、目の真ん中が白いと白内障と言ったわけです。緑内障も、急性発作などで眼圧が上がってひどくなると、緑っぽくなる。それで緑の内障と。ちなみに、色に変化がないのに視力がなくなったような人は、目は真っ黒いままなので、黒内障と呼んでいました。

渡辺　なるほど。では、眼圧が上がると、どんな自覚症状がでますか。

若倉　少々眼圧が上がっても、本人はわかりません。

ただ、閉塞隅角で急に眼圧が上がると、目や頭が痛くなったり、目が赤くなって開けていられなくなったり、吐き気がしたりと急激な症状が出る。昔の緑内障は、みんなそれだったわけです。急性の発作ですから、できるだけ早く眼圧を下げる点眼薬などで治療をしなければなりません。

渡辺　緑内障もやはり高齢者に多いわけですね。

若倉　日本に約55万人患者がいるとされますが、60歳以上の人に多いですね。ただ、開放隅角緑内障は、もっと若い世代から出てきます。40歳以上の20人に一人という統計があります。

渡辺　ずいぶん多いですね。

若倉　昔は緑内障は、今のように多くありませんでした。ところが、この10年ぐらいで、開放隅角緑内障の一種とされる「正常眼圧緑内障」が、かなり多いということがわかってきた。眼圧は正常でも、緑内障と同じように視野が欠けていく。視神経の抵抗力が弱いために、正常とされる眼圧でも障害が出てしまうんです。

原因としては、視神経の血液循環障害や免疫的な問題、遺伝的な問題とかいろいろあって、「マルチファクトリアル・ディジーズ（多因子病）」として考えられています。40歳を過ぎたらこうした緑内障には注意する必要があります。

渡辺　眼圧が高くないのに緑内障。それは困りますね。

若倉　じつはいまは、そっちのほうが多いんです。開放隅角緑内障の8割が正常眼圧緑内障ですね。

ただ、検査の技術が上がって早期発見ができるようになったのはいいことなんですが、過剰診断につながる可能性もある。一度壊れた視神経は元には戻りませんから、緑内障の治療は残された機能を維持するためのものです。緑内障は高血圧や糖尿病と同じように、一生付き合っていかなければならない病気。緑内障と一回レッテルを貼られると、死ぬまで眼科を離れられなくなってしまいます。

渡辺 そういう病気は、いまほんとうに多いですね。

若倉 ですから、もう少し厳密に診断をしなければなりません。糖尿病などから続発的に起こる緑内障、隅角の未発育からくる先天緑内障、遺伝因子のリスクの有無など、進行のタイプをきちんと見きわめて診断する必要があります。視神経系の他の疾患ともよく間違えられるんですが、医師の安易な診断がその原因だと思います。

渡辺 近頃は、眼科に限らず、たいしたことがないのに大げさな病名をつけるケースがありますね。患者は怯《おび》えて神経質になります。

若倉 緑内障の治療は非常に進歩して、眼圧を下げたり、房水の排出を促したりする点眼薬もここ10年ほどで多くの選択肢ができました。ですから、しっかりコントロールしていけば、人生の最後まで、不自由にならないで暮せる可能性が高くなってきています。

渡辺 大きな進歩ですね。

若倉 だからこそ、やはり緑内障の診断は慎重に行わなければなりません。薬物療法が進歩しているといっても、それは患者さんの人生に、かなりの影響を与えますよね。60歳や70歳で初期の緑内障があっても、何もしなくたって20年や30年もつわけですよ。そういうものまで本当に緑内障として治療すべきかどうか、議論すべきじゃないかと思うんです。

渡辺　患者と医師は、病気の進行具合と治療方法について、よく話し合う必要がありますね。ところで、目の異常といえば、朝起きて目が充血していることがありますが。

若倉　赤くなり方も2種類あって、一つは充血、もう一つは出血です。出血のほうが激しくて、見るからに真っ赤ですからびっくりしますが、大体5日から1週間ほどで消えます。

渡辺　原因は何ですか。

若倉　トシを取ると顔にシワがよるように、結膜《けつまく》（目の表面を覆っている薄い上皮）もだんだんシワがよってくる。そういう弱いところが、くしゃみや咳、あるいは血圧が上がったり、お酒を飲んだりしたときに出血するわけです。充血のほうは、乾燥が原因のこともあります。ちゃんと目をつぶって寝ているつもりでも、人によっては少し薄目が開いていたりする。そのうえ部屋が乾燥していると、角膜に傷がついて、反応性充血が起こる。アレルギー性結膜炎もあります。布団のダニなどが原因になっている。大体そのどれかじゃないかと思います。

渡辺　目は五官の中で、もっとも大事な器官だと思いますが、目が大切だということは、病気になったり不自由にならないと、なかなか実感できませんね。

若倉　そうですね。医師の立場としても、大切な目が不自由になった人たちに対して、社会的にもっと手当てがあっていいと思います。

視覚障害者は法律的に保護されていますが、視覚障害と認定されていない障害もたくさんあるわけです。ちょっと斜視《しゃし》があってコンピュータでの仕事を長い時間できないとか、目がうまく動かなくなったり、視点がずれる病気などもある。ものが二つに見えてすごく辛いんですが、そういう人たちを救う道は何もないし、誰も理解してくれない。

渡辺　目の大切さと、障害がある人への理解はとても大事なことなのですね。

患者座談会

全盲、絶望を乗り越えて

山谷佳代さん（51歳）
カリグラファー（西洋書道家）。もともと軽い近視だったが、9年ほど前から老眼が進んだ。いまでは、目に馴染んだ最新老眼用コンタクトを手放すことができないという。

東海林雅子さん（63歳）
社員研修講師。10年ほど前から瞬《まばた》きが多くなり、眼を開けたくても開かない状態になった。若倉医師の診察を受け、「眼瞼《がんけん》けいれん」とわかった。現在は、適切な治療によって、症状を緩和することができている。

稲垣吉彦さん（43歳）
銀行の営業マンだった27歳のとき、目が異常に充血していることに気づいた。重度のぶどう膜炎とわかったが、緑内障《りょくないしょう》、白内障《はくないしょう》を併発。現在は、ほとんど視力を失ってしまったが、視覚障害者向け情報機器販売会社を立ち上げ、元気に仕事をしている。

プロフィールは座談会収録時（2007年12月）のもの

渡辺　まず、中年以降の方に特に関心が高い、老眼用の多焦点コンタクトレンズを愛用されている山谷さんから、お聞きします。もともと視力はどうでしたか。

山谷　近眼でした。学生のころは、講義中に黒板を見るのに眼鏡をかける程度でしたが、趣味でテニスをやりますので、20代のころからソフトコンタクトレンズを使っていました。

渡辺　若いときは目の調節力（ピントを合わせる力）が十分ありますから、それで遠方も近辺もよく見えていたわけですね。

山谷　はい。それが10年ほど前からは老眼が出てきまして、細かい字がどんどん見えなくなって。私はカリグラフィーという西洋書道の仕事をしているんですが、ゼロコンマ何ミリのラインの狂いが書体のバランスを悪くしてしまいます。裸眼《らがん》では細部が見えるんですけど、コンタクトをつけると近くが見えない。しかたなく、仕事のときはコンタクトを外していました。

渡辺　それは不便ですね。

山谷　母親も老眼がひどかったので、遺伝だったのかもしれません。仕事での支障が徐々に大きくなって、そんなとき、コンタクトの処方でかかりつけの眼科から、「ジョンソン・エンド・ジョンソンが遠近両用のコンタクトレンズを開発したので、モニターにならないか」と声をかけていただいたんです。'98年のことです。

渡辺　それで使ってみて、いかがでしたか。

山谷　すごく便利だと思いました。装着具合も気に入って、仕事や車の運転にも支障はなく、それから数年使い続けました。メーカー各社の開発も進んで、その後は医師のすすめで、チバビジョンの遠近両用レンズを試して、現在はロート製薬の「i．Q．14バイフォーカル／Nタイプ」というのを使っています。人によって合うメーカーが違うようです。

渡辺　遠近両用の多焦点コンタクトレンズは、遠くを見る部分と近くを見る部分が、同心円状の輪のように交互に並んでいるんですね。

山谷　いま私が使っているのは、近用部が中心にあって、その周囲に遠用、近用、遠用……と並ぶ近方重視のNタイプです。逆のバージョン（遠方重視のDタイプ）もあります。2週間用の使い捨てタイプを眼科で買っていますが、いまはとっても快適ですね。

渡辺　それで、トラブルは特にない？

山谷　私はありませんでした。使い始めからすぐよく見えるようになりました。

渡辺　若いころからコンタクトレンズに慣れている方は、多焦点レンズを使っても違和感なく使えるケースが多いようですね。

山谷　いまは、個人個人の視力の特徴とニーズに合わせた多焦点レンズが使えるようになっています。私の場合、近いところを見るだけならもっと近用に絞ったレンズでよいのですが、美術商の夫の秘書として車の運転も頻繁にしますので、遠くも近くも両方見たいというわがままな希望で遠近それぞれの妥協点をとって度数を決めています。

渡辺　コンタクトレンズの進歩はめざましいですね。費用の面などはあとでまたおうかがいします。

次に東海林さんですが、眼瞼けいれんという病気ですね。何歳のころ、どんな症状に気づきましたか。

東海林　10年ほど前、50代のはじめぐらいから、瞬きが異常に多くなって、目がきちんと開けていられなくなったんです。最初はチック症（強い瞬きや首を振るなど、体の一部を繰り返し動かす症状）かな、と思ったんですが。初めて病院に行った'98年ころは、目をちょっと開いたらすぐつぶってしまうという状態で、大変不自由でした。

渡辺　自然に目をつぶってしまうわけですね。

東海林　いまは薬が効いているので症状はおさまっていますが、ひどいときはまぶたが落ちて自分の意思で開けていられないんです。絶えず瞬きをパチパチする。あとで知りましたが、1分間に60回もしていたそうです。正常が15～20回です。

渡辺　その原因として考えられるのは？

東海林　眼瞼けいれんは、まぶたを動かす筋肉につながる脳の神経回路に異常が起こる病気とされていますが、原因はわかっていません。ストレスもいくらかあったのかもしれ

まぶたを動かす筋肉と眼瞼けいれんの症状

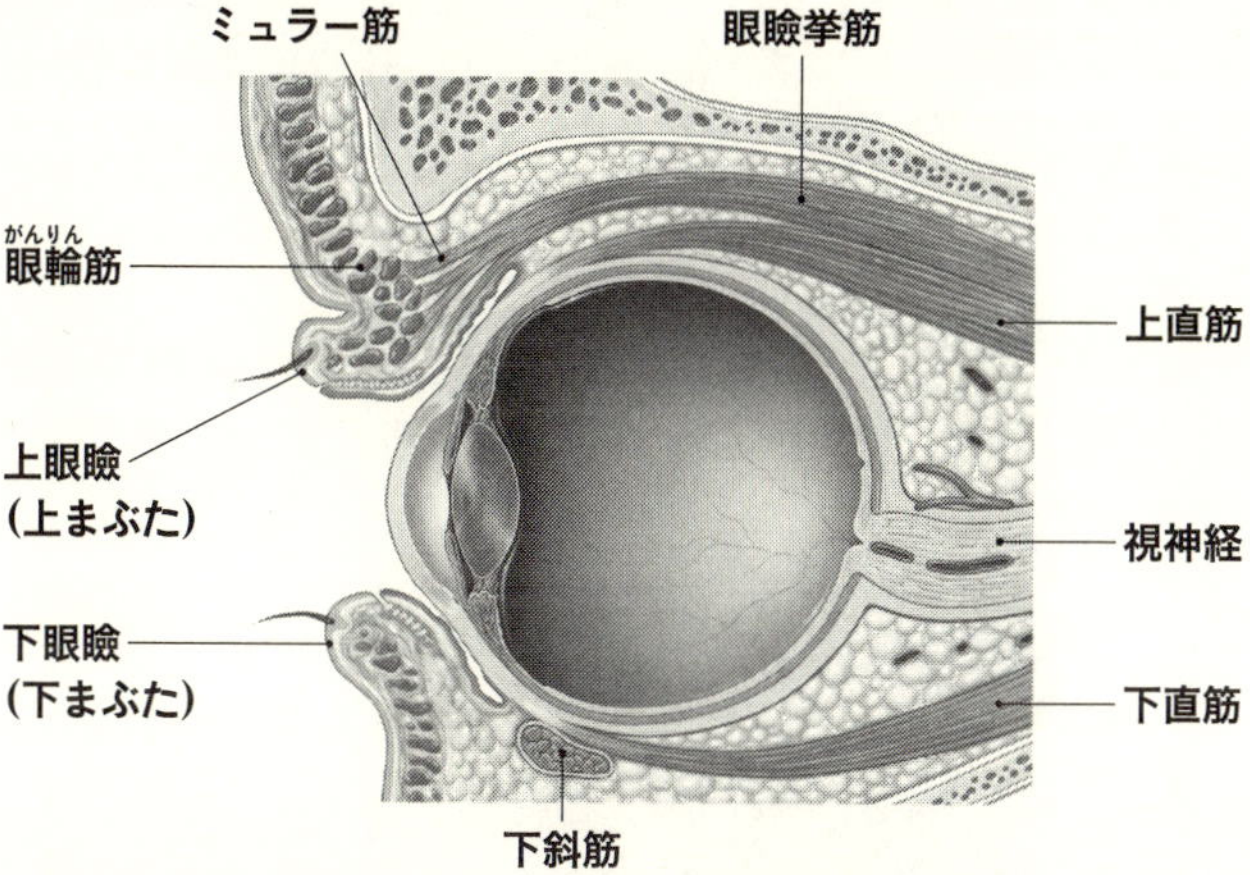

眼瞼けいれんの症状

眼輪筋の過度な収縮により、まぶたが開けにくくなったり、瞬きがうまくできなくなる。

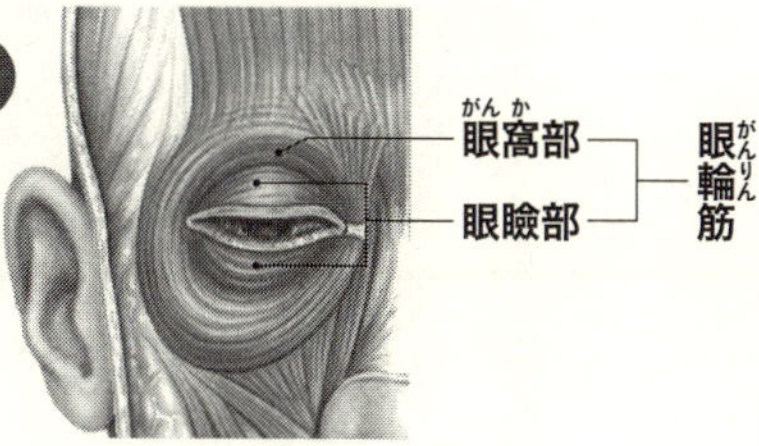

☞まぶたは眼瞼挙筋、ミュラー筋、眼輪筋によって動かし、神経を介して働く。眼瞼けいれんは神経回路の異常がもとと考えられている。

ませんが。

渡辺　瞬きをしないで止めておくことは難しい。

東海林　目をつぶるしかありません。でも、そうするとまぶたが開かなくなる。自分の手で持ち上げないと目が開かないんです。

私は最初、大きな大学病院の眼科で診察を受けたんですが、「目の病気ではない」と言われて、脳内科に回されました。そこでは目の検査は一切なく、「眼瞼麻痺《まひ》」と言われました。月に1回様子を見ようということで、通院していましたが、「まっすぐ歩いてごらんなさい」とか、「(腕を)触ると感触がありますか」などと聞かれ、目の検査や治療を何もしてくれませんでした。

渡辺　眼科は目ばかり調べて、脳内科では脳ばかり調べて、目は脳に近いから両者は密接な関係があるのに、連携ができてない。大学病院のセクショナリズムの弊害ですね。その間、症状はどうなりましたか。

東海林　スーパーの売り場で、目が開かずに商品を選べない。食べ物がつかめずに食事もまともにとれない。家の中で歩こうとした瞬間に、目が閉じて椅子にぶつかる。外で歩いていても、人にぶつかって怒鳴られたり、自転車や電柱にぶつかってケガをしたり……。仕事で人に会ってもずっと下を向いたままになり、公私ともに支障が出てきました。

稲垣　目の開閉をコントロールできないんですね。

東海林　意思に関係なくまぶたが閉じるんです。目自体が不自由な方は歩き方に注意していらっしゃいますけど、この病気は目さえ開けば見えますから、ふつうに歩いていて突然見えなくなります。それが、すごく危険なんです。症状の重い方はほとんど外に出ません。

渡辺　井上眼科に行ったのはどういうきっかけですか。

東海林　大学病院での診療は結局やめてしまって、症状は悪化していきました。そのようなとき、たまたま新聞を見ていたら、眼瞼けいれんという聞き慣れない病気の紹介記事が出ていたんです。自分の症状とぴったり一致していて、「これだ！」と。記事にあった井上眼科に電話をしました。

渡辺　具体的な治療については、のちほど改めておうかがいします。それでは、稲垣さん、あなたの体験を聞かせてください。

稲垣　私はいま43歳ですが、緑内障が進行してしまい、ほとんど視力を失ってしまっている状態です。

緑内障のほとんどは、眼球の中を循環している房水《ぼうすい》という水の出口のどこかに異常が起こって、眼圧《がんあつ》（眼球の内圧）が上がり、それによって視神経が冒され視野が狭くなってしまう病気です。

多くは原発《げんぱつ》緑内障といわれる原因不明のタイプなのですが、私の場合は、ぶどう膜炎という別の目の病気にかかり、それが慢性化してしまうことで眼圧が上がって、緑内障を併発してしまったんです。

渡辺 続発性の緑内障だったわけですね。視野に異常が出始めたのはいつですか。

稲垣 当時私は銀行の営業をしていました。異常な目の充血から眼科医にぶどう膜炎と診断されたのが、27歳のときです。

その眼科医や大学系列の総合病院で治療を受けたのですが、それから1年後には続発緑内障だと告げられ、さらに1年半後あたりから日に日に視野が欠け始めて、視力もガタ落ちしていきました。眼圧が高まって、炎症の発作が多くなってきた時期でした。視野の中心の上のあたりから見えにくくなり、それが視野の欠損となって、どんどん大きくなっていきました。

渡辺 仕事はどうされていたんですか。

稲垣 銀行には通勤しつづけていました。車の運転なんてとてもできなくて、階段の上り下りも大変で業務に支障が出ていたにもかかわらず……。

幸か不幸か、私はそうなるまで医者とか病院の世話になったことがないぐらい健康だったんです。だから、なおさら自分が大変な病気だなんて考えなかったんでしょうね。無知だった私は、圧迫された視神経が死んでしまい欠けてしまった視野は、いまの医学

ぶどう膜炎とは

ぶどう膜（虹彩・毛様体・脈絡膜）に炎症が起きる病気。

光を異常にまぶしく感じたり、ものの大きさが変化して見えるなどの、視力障害を生じる。

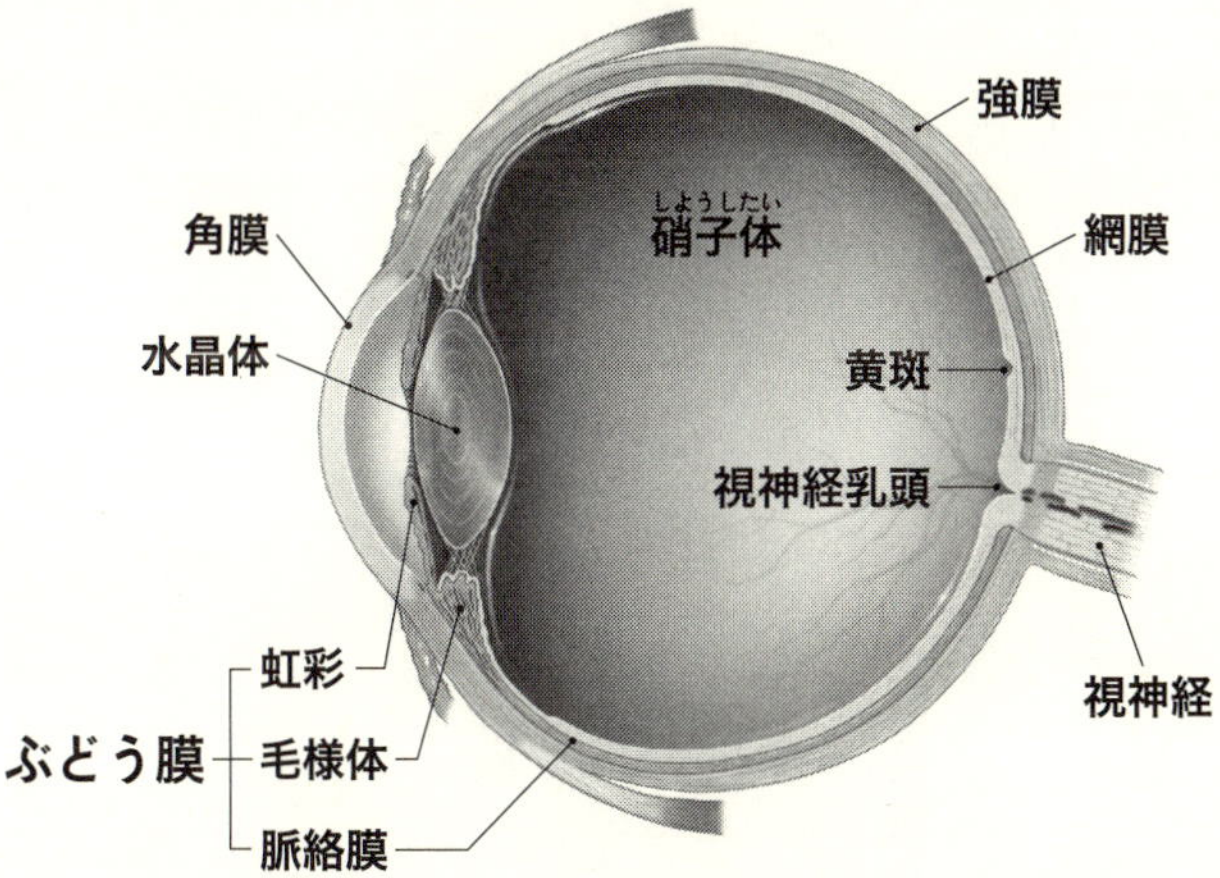

☞ぶどう膜炎の治療は、ステロイド系の点眼薬などで炎症を抑え、合併症を防ぐことが中心になる。慢性化すると白内障、緑内障になることがある。

ではもう二度と再生できないということを知りもしなかったんです。

渡辺　稲垣さんの緑内障のもとになったぶどう膜炎は、眼球の奥にあるぶどう膜（虹彩《こうさい》、毛様体《もうようたい》、脈絡膜《みゃくらくまく》からなる）とよばれる場所が炎症を起こす病気ですね。ほとんどの場合は初期段階で完治するといいますが。

稲垣　私の場合は、ぶどう膜炎のなかでも原田病《はらだびょう》と呼ばれるものでしたが、原因はわからないそうです。

当時は連日朝6時半から夜10時半まで働いて、その後飲みに行くという生活を続けていました。とにかく仕事に夢中で、目の充血なんて、「寝不足で疲れているだけだろう」としか思わずに、目薬もささず放置していたんです。慢性化すると大変なことになってしまう病気とも知らずに。

渡辺　病院で眼圧を下げる点眼治療などをおこなっても、症状が悪化してしまったわけですね。そうなると、緑内障の手術はできなかったのですか。

稲垣　眼球にぶどう膜炎の炎症があるため、緑内障の手術ができないという診断が出ていたんです。ただ、それでも私はまだ、炎症がおさまりさえすれば、元通り手術で見えるようになると思い込んでいました。

渡辺　若くして失明の危機が訪れたわけですね……。そして、ある意味、あなたのもう一つの人生が始まったと。ところで、炎症を抑える薬は処方されていたんですか。

稲垣　診断された当初に、眼科医にステロイド系のプレドニンなどを処方され、総合病院や大学病院に転院した後も、点眼治療や眼球注射で炎症を抑えていました。一時的な炎症はありましたが、はじめのころは自覚症状は充血だけで、矯正視力も1・5あり、何にも変わらなかったんです。
　ただ、続発性の緑内障になって、眼圧が上がってきてからは違いました。
渡辺　緑内障を併発したのは、いつごろですか。
稲垣　最初の診察から3年近く経っていました。それから、一気に視野が欠けていって、どんどん見えなくなってきた。炎症がおさまっているときでも見えない。そうなって初めて、「オレ、どうなっちゃうんだろう……」という不安が出てきたんです。治療は続けているのに症状はひどくなる一方で、これはヤバイと。
渡辺　それで、別の病院に行ってみたわけですね。
稲垣　「他の病院でも診てもらったほうがいい」と人に勧められて、セカンドオピニオンを求めて眼科では有名な大学病院に行ったんです。でも、「ぶどう膜炎の炎症が慢性化した眼球にメスを入れて、仮に緑内障を止めることができても、炎症が強まり失明する危険がある」と言われました。他にも二、三、有名病院へ行きましたが、同じ対応でした。
渡辺　それで、井上眼科に行かれたと。

稲垣　銀行の取引先の社長が紹介してくれたんです。その社長の奥さんが緑内障で治療を受けたそうで、眼科では歴史のある病院だからと。そこで専門の先生に診てもらったら、いきなり、「いま手術しないと確実に全盲になる。手術しても全盲になるかもしれないが、もしかしたらいまの視力を維持できるかもしれない。あなたが希望するなら手術をします」と言われました。

渡辺　はっきり告知されたわけですね。

稲垣　ショックでした。自分では治ると思っていたのが、治らないと宣告されたんですから。死ねと言われたようなもので、頭が真っ白でした。

ただ、それまでかかってきた医者が言ってくれなかったことを、その医者は初対面で切り出してくれた。単純に「すごい！」と驚いて、この人に賭けてみようと思いました。そのころには仕事は外回りから内勤に移してもらっていましたが、すでに書類も読めないほどになっていました。全盲になるよりは、わずかでも見えていたかったので、その場で、「お願いします」と答えて、2〜3日後にすぐ手術してもらいました。

渡辺　どんな手術を受けたんですか。

稲垣　まず右目の緑内障のバイパス手術を受けました。房水の出口である線維柱帯《せんいちゅうたい》という部分を切除し、新しい排出路をつくることで眼圧を下げる手術です。多くの緑内障は、レーザー治療がおこなわれていますが、私の場合は外科手術が必要でした。翌月に左目も同じように手術しました。

渡辺　それ以外には？

稲垣　その後、ぶどう膜炎のころから進行しつつあった右目の白内障の手術も受けました。濁った水晶体を超音波で除去して、眼内レンズを入れる手術です。

渡辺　結果はどうでしたか。

稲垣　緑内障は安定して、眼圧をコントロールできるようになったので、視野がそれ以上欠けるということはありません。ただ、大もとのぶどう膜炎は持ち続けています。5年ほど前に炎症が大爆発した時期は、一時的に全盲になりました。炎症がおさまってもダメージが残って、徐々に視力が落ちてきています。

渡辺　いまは、視力はどの程度ありますか。

稲垣　視力的には両方ゼロで、ほとんど見えていません。左目は、目の前の指の本数を何とか数えられるくらいで、右目は、手を左右に振ればどっちに揺れているかわかる程度です。でも、光だけでも見えるというのは幸せですね。

渡辺　東海林さんも、大学病院で正確な診断がつかず、新聞でたまたま自分の症状と似た「眼瞼けいれん」の記事を見て、そこに出ていた井上眼科を訪ねた。診察の結果は何と言われましたか。

東海林　井上眼科で目の専門的検査をいろいろした後、先生はすぐ「典型的な眼瞼けいれんだね」とおっしゃいました。治療は手術と注射の方法があるということでしたが、手術は怖かったので、注射をお願いしました。

渡辺　何の注射ですか。

東海林　ボトックスという、ボツリヌス菌の注射です。毒には毒をもって制すとかで、この菌がつくり出す毒素が神経回路に働いて緊張しすぎている筋肉を緩めてくれるそうです。

山谷　ボトックスはシワ取りなど美容形成にも使われていて、最近よく耳にしますね。

渡辺　どこに注射するんですか？

東海林　目の周りです。目尻の上下と目頭《めがしら》の上下、それに上下まぶたの真ん中。眉が動かないように鼻に近いところにも打ちます。

渡辺　費用はいくらぐらいかかりますか。

東海林　保険がきいて、1回の注射が3万円です。

稲垣　かなり高いですね。どれぐらいの頻度ですか。

東海林　症状によって人それぞれです。1年弱に1回の方もいれば、私のように、最初は半年に1回ぐらいで、いまは3ヵ月半に1回注射という人もいます。

渡辺　完治はしませんか。

東海林　注射のたびに「もう治った」と思うんですが、時間がたつと、また症状が出てきてしまうんです。まぶたを動かす筋肉を手術なさった方もいますけど、百パーセント治ってはいないようですね。

渡辺　東海林さんは、注射の効果があったようですね。とてもきれいな瞳ですよ。

東海林　先生も、「目玉はいいんだけどね」とおっしゃいました（笑）。

渡辺　山谷さんは老眼に効果的な、遠近両用の多焦点コンタクトレンズを愛用されていますが、値段はいくらくらいしますか。

山谷　現在使っているのは1箱6個入りで6300円です。これは片目分ですから、両目で1万2600円になります。

渡辺　1個で2週間もつから、12週間分ですね。1週間1000円ぐらいになりますね。

山谷　いまはインターネットで医師の処方がなくても安く買えるみたいですけど、安全のためには、きちんと眼科で診察を受けて買ったほうがいいと思います。目に傷がついてしまうようなこともありますから。

渡辺　使い心地はいかがですか。

山谷　みなさんにおすすめしたいですね。眼鏡のかけかえの必要もないし、ふつうの買い物とか、車の運転、本や新聞を読むのにも十分に対応できます。

渡辺　稲垣さんは、さきほど全盲になったことがあったと話されましたが、そのときのお気持ちは。

稲垣　半年ぐらい全盲状態でした。それまでも、いまと同じような状態しか見えなかったわけですが、自宅から最寄り駅まで、ふつうに白杖《はくじょう》をついて5分で歩けました。ところが、全盲状態になった半年間は30分かかって、なお迷子になってしまう。視力にまったく頼れなくなったとき、こんなにも世界が違ってしまうんだと思いましたね。

いまは、ちょっと見えるようになりましたけど、逆にどん底を見ちゃったからすごい楽ですよ。「あ、こんなに楽に動けるんだ」と。

渡辺　そういう状態で、お仕事をなさっているのはすごい。前向きで。

稲垣　いまの仕事とめぐり合えたのも、見えなくなったおかげですよ。

視覚障害は情報障害とよく言われるんですが、IT技術の進歩によって、それを補う術《すべ》ができました。たとえば、渡辺先生の小説を拡大読書器を使って一生懸命文字で読まなくても、パソコンを介して音声で聞ける。私のように、30年間ふつうに見えて、途中から見えなくなった人がいきなり点字を読むのは難しいですから。

インターネットの情報も画面に表示されるデータを音声化してくれたり、画面表示を拡大するソフトがある。それらを利用して、情報障害を補う。そんなことを広める仕事をしています。

渡辺　素晴らしいですね。

稲垣　「目だけの病気で死に至ることはない。稲垣さんは目以外に悪いところはないでしょう。とすると、生きていかなければいけない」

若倉院長が以前、そうおっしゃったのを聞いて、同じ生きるんなら、楽しまなきゃソンだなという気持ちが芽生えてきたんです。

渡辺　でも、そう考えられるまでには、大変なこともあったでしょうね。

稲垣　視力が奪われてから、結婚したばかりだった妻が出て行き、銀行の仕事もできなくなって、正直、一時は自殺を考えたこともありました。でも、視覚障害者支援のための訓練を受けたり、聴・視覚障害者を対象にした国立大学に入り直したりしているうちに、それどころではなくなったんです。自分にはできることがまだたくさんあると。いまの妻は、訓練指導をしてくれていた女性なんです。

渡辺　じつに前向きな生き方ですね。東海林さんは眼瞼けいれんの患者会（眼瞼・顔面けいれん友の会）で活動されているんですよね。

東海林　ボランティアで患者会の立ち上げに参加したのがきっかけでしたが、現在、会員は200人ほどになっています。

眼瞼けいれんは50代以降の患者さんが多いですが、この病気はまだ一般に知られていないので、みなさん、症状の辛さに加えて、家族にも、ご近所の人にも理解してもらえない辛さも味わっています。怠け病じゃないかとか、うつ病じゃないかと言われたり。

渡辺　同じ病気の患者同士で悩みを話せるのは救いになりますね。

稲垣　私も、自分と同じ状況で苦しんでいる方がいらっしゃったら、何とか一人でも楽にしてあげたいと思います。「見えないってそんなに大したことじゃないよ。もっと外に出ようよ」と。

渡辺　目にハンデを持ちながら、積極的に生きる皆さんの姿に感動しました。貴重なお話をありがとうございました。

chapter 6
花粉症

chapter 6

医師対談
今井透医師
花粉症のメカニズムと「効く薬」「危ない薬」

今や日本人の5人に一人が悩んでいるといわれる花粉症。国民病と呼べるほど患者が急増している。くしゃみ、鼻水、鼻づまり、目のかゆみといったつらい症状は、生命にはかかわらないにしても、生活する上では大問題だ。治療法も進んでいるが、うかつに手を出してはいけない薬もあるという。

花粉症治療の最新情報について、聖路加国際病院耳鼻咽喉科部長の今井透医師に話をきいた。

渡辺 花粉はいつごろから飛ぶのですか。

今井 関東地方は大体バレンタインデーのころから飛び始めます。

渡辺 ありがたくない贈り物がくるわけですね（笑）。

今井 飛散開始日というのは微妙なんです。1月、2月に暖かい日が続くと、もちろん早く飛ぶわけですが、もう一つ、スギの木が早く冬眠に入ると早く目が覚める。つまり、11月、12月に寒い日が続くと早く飛び始めるのです。

渡辺 スギ花粉の飛散量は、どうやって予想するんですか。

今井 スギ、ヒノキの花粉は、前年の夏の気象条件に左右されます。スギやヒノキ科の木々は、花粉を作る花芽《かが》を前の年の7月頃に形成します。このため花粉の量は、前年の7月の天候に大きな影響を受けるのです。

渡辺 なるほど。

今井 数年前から花粉が何個飛んでいるかを実際に測る機械ができているんです。昔は毎日毎日、顕微鏡でのぞいて数えたのですが、いまは機械が勝手にレーザーをあてて、何個飛んでいるかを数えてくれます。環境省と花粉情報協会が協力して、全国92ヵ所ほどで観測しています。それがリアルタイムにインターネットで情報公開されています。

渡辺 テレビでも花粉情報を流していますね。

今井 いま何個花粉が飛んでいるかがわかったら、それをもとにシミュレーションして、こういう天気なら、ここに流れるだろうと予測するわけです。天気予報と同じです。

渡辺 それ、どれくらい正確ですか。

今井 天気予報と同じ程度だと思います。天気予報は昔に比べると、ずいぶん当たるようになりました。

渡辺 ところで、花粉症という言葉はいつごろできたんですか。

今井 日本では1963年にスギ花粉症が見つかりました。その2年前に、日本最初の花粉症といわれるブタクサ花粉症が見つかっています。世界的にみると、100年以上前の1873年に、花粉が原因のアレルギー性鼻炎の症例が報告されています。

渡辺 そんなに昔からですか。少し前まで、誰も花粉症なんていう言葉は使いませんでしたが。

今井 20～30年前から急激に患者さんが増えてきて、花粉症という名前が一般にも知られるようになりました。

渡辺 日本人の花粉症患者は、どのくらいですか。

今井 患者数はおおよそ国民の16%といわれていますが、実際にはもっといるでしょう。もう2割を超えているかもしれません。

渡辺 江戸時代、いやもっと前から日本にスギはあったわけですよね。なぜ昔は花粉症がなかったんですか。

今井　一番の原因は、戦後スギをたくさん植林したために飛散する花粉が急激に増えたことです。それ以外に、大気汚染や、食生活の欧米化が原因と考えられています。

渡辺　空気が汚れると、花粉症が出やすい？

今井　出やすいですね。ディーゼルエンジンから排出される浮遊粒子状物質などとともに花粉を吸入すると、アレルギー反応が激しくなったというデータが出ています。また、環境省が発表した'05年度の大気汚染状況によると、光化学スモッグの原因となる光化学オキシダント濃度の年平均値は、０・０４７ｐｐｍ（前年度０・０４６ｐｐｍ）で3年連続上昇しています。

渡辺　食生活の変化も原因のひとつですか。

今井　具体的な因果関係が立証されたわけではありませんが、全体的な流れからすると、食生活の欧米化が、花粉症が増えたひとつの原因と考えられています。西ドイツと東ドイツが統一されたときに調査をしているのですが、西ドイツのほうが花粉症が圧倒的に多かった。そうすると、遺伝的には同じ民族で、気象条件も似ていますから、花粉症が多い原因として、大気汚染や食生活などが考えられるわけです。

渡辺　赤痢やコレラなど、感染症が減ったことも花粉症が増えた原因のひとつと聞いたことがありますが、これはどういうことですか。

今井　そもそも、花粉症はアレルギー反応のひとつですね。アレルギーというのは人体の免疫が過剰に働いてしまう病気です。人間の体の免疫は、病気に感染せずに長い間休んでいると、アレルギー反応が強く出てしまうものなのです。逆に何らかの感染症にかかっていると、人体の免疫システムが病気を治すことに必死なのでアレルギー反応があまり働かない。日本は昔よりずいぶん清潔になって、感染症が激減しました。それが花粉症の患者さんが増えたことと関係しているかもしれません。日本は世界で一番清潔な国ですから。

渡辺　もうちょっと汚くしなきゃいけない（笑）。

今井　余談ですが、同じ家庭に育った兄弟でも、一番上の子どものほうがアレルギーになりやすい。2番目、3番目はそうでもない。おそらく、最初に生まれた子は過保護に育てられるので、アレルギーになりやすいのではないかと推測されます。下の子は多少不潔な環境でもほっておかれますから、あまりアレルギーにならない（笑）。

渡辺　花粉症を定義するとどうなりますか。

今井　花粉が原因で起きるアレルギー性疾患の総称です。

渡辺　日本国内に花粉症がない土地もあるわけですか。

今井　北海道や沖縄にはスギ花粉症はほとんどありません。最近は、一番のピークのときに花粉症のない北海道や沖縄に避難する花粉症ツアーがあるぐらいですから。

渡辺　沖縄もない？

今井　海風が強いところはないんです。ですから、島で暮らしていると花粉症にはなりません。

渡辺　花粉症なのに風邪をひいたと思っている人がけっこういますが。

今井　症状が似ていますし、流行の時期も重なりやすいので無理もありません。ただ、風邪は感染症で、花粉症はアレルギー性疾患ですから、病気の分類としては全然別のものです。

渡辺　花粉症と風邪の見分け方はありますか。

今井　花粉症は、くしゃみ、鼻水、鼻づまり、目のかゆみが4大症状といわれますが、風邪なら目のかゆみは出ません。目のかゆみがあるかどうかで花粉症か風邪か区別がつくかもしれません。

渡辺　花粉症で熱が出ることは。

今井　微熱が出ます。その点でも、風邪をひいたときの全身症状に似ています。

渡辺　花粉症は、症状がすぐ出ますね。

今井　くしゃみは、花粉が入ってきて1分から3分後ぐらい。続いて鼻水が出てきます。鼻づまりが起きるのはもう少し時間がかかります。その症状は全部、異物を排除するための生体の働きです。くしゃみで異物を飛ばし、鼻水で洗い流し、鼻がつまって奥へ異物を入れないようにする。涙もそうですね。

渡辺　花粉が鼻に入ったとして、どんなメカニズムで症状が出るんですか。
今井　花粉が鼻の粘膜につくと、鼻汁によって花粉が壊されます。すると、体内にＩｇＥ抗体ができて、肥満細胞に信号を送るのです。そこからヒスタミンなどの化学伝達物質が出てきて、これが症状を起こします。
渡辺　ＩｇＥ抗体というのは何の略ですか。
今井　ＩｇＥ抗体は、日本の石坂公成《きみしげ》先生による世界的な発見で、イムノグロブリン・エリシーマの略です。その抗体を体に持っていると花粉に反応してしまいます。
渡辺　その抗体は、誰でも持っているのですか。
今井　昔は持っている人が少数派だったんですが、最近、ある小学校を対象に調査してみたら、持っている人が50％を超えるというデータが出ました。いまや、抗体を持っていないほうが少数派になってしまっているんです。抗体を持っていると、花粉症の予備軍に入ります。
渡辺　抗体を持っているか否か、検査することはできますか。
今井　採血検査で簡単にわかります。
渡辺　抗体を持っていると必ず発症する？
今井　いいえ、抗体を持っていても症状が起きない人が、半分ぐらいいます。ただ、抗体を持っている人は、いつ発症するかわからないのです。70歳で発症した例もあります。

花粉症発症のメカニズム

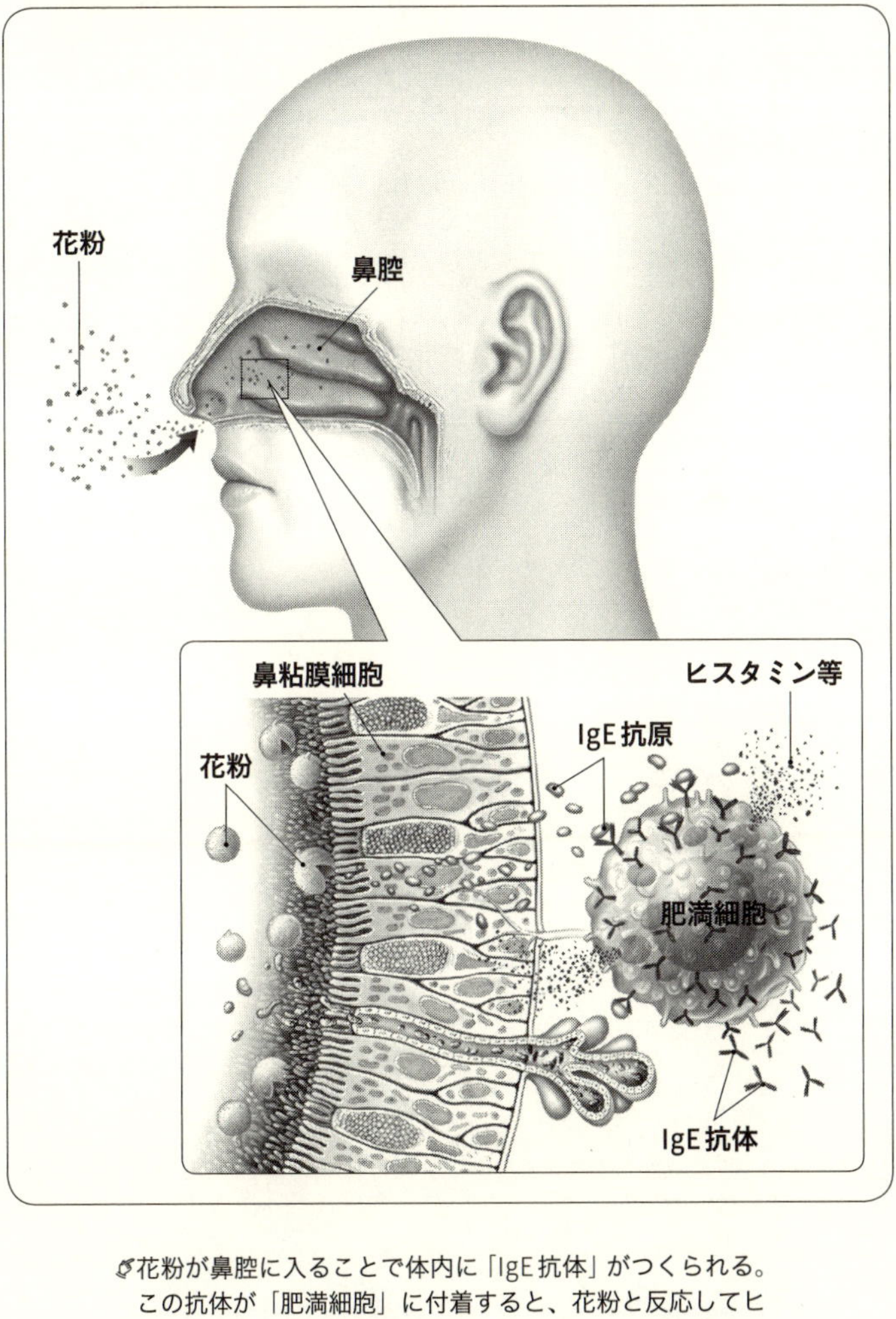

☞花粉が鼻腔に入ることで体内に「IgE 抗体」がつくられる。この抗体が「肥満細胞」に付着すると、花粉と反応してヒスタミンなどの化学伝達物質を分泌。この物質が鼻水、鼻づまりなどを引き起こす。

逆に、50歳ぐらいまで抗体を持たなければもう大丈夫でしょう。環境の影響を受けるのは乳幼児などの小さいときです。最近は2歳でも花粉症が出ていますから。

渡辺　他のアレルギーを持っていると花粉症になりやすいと考えていいんですか。

今井　ええ、当然なりやすいと言えます。遺伝する病気ですから、家族にアレルギーがある場合や、子どものときにアトピー、喘息《ぜんそく》があった人はなりやすいです。

渡辺　花粉症の予防は、単純に考えると、まず花粉を入れないということですから、マスクが効果がありそうですね。

今井　マスクは90%ブロックします。ゴーグルで目を守るのも効果があります。

渡辺　湿気がある日は、症状が少し軽くなるような気がしますが。

今井　湿気があると、花粉は空気中に長く浮かんでいられないわけです。また、雨の日は花粉の飛散自体が減ります。

渡辺　ということは、加湿器は効果がありますか。

今井　目と鼻の乾燥が、一番花粉症にいけないことですから、加湿器はいいですね。ただし、加湿器をかけすぎると、ダニやカビが増えるので注意が必要です。ですから、部屋に漆喰《しっくい》の壁や障子、襖《ふすま》など、水分を吸ったり出したり調節してくれる機能のある和室で加湿器を使うのが理想的です。

渡辺　なるほど。花粉症が発症する仕組みがよくわかりました。

では、ここからは、同席している花粉症持ちの記者さん（37歳・男性）にも話に加わっていただきましょう。

記者　よろしくお願いします。

渡辺　先生の病院では花粉症の患者さんにどんな治療をされていますか。

今井　主に飲み薬を処方します。特に、症状がくしゃみや鼻水のタイプだと抗ヒスタミン薬を出します。体内でヒスタミンという物質が過剰に分泌されると、くしゃみ、鼻水などのアレルギー反応が出ますが、そのヒスタミンの分泌を抑える薬が抗ヒスタミン薬です。昔の抗ヒスタミン薬は飲むと眠くなったんですが、最近のものは眠気が出ません。

記者　私は最近、病院でアレグラ（一般名は塩酸フェキソフェナジン）という薬を処方してもらいました。かなり効果がありました。

今井　それも抗ヒスタミン薬の一種ですね。アレグラは最新の薬で、飲んでも眠くならないことが大きな特徴です。薬の説明書きに「クルマの運転をしないように」と記されていないのは、アレグラとクラリチン（一般名はロラタジン）の二つだけです。実際、服用しても眠くならないでしょう。

記者　はい。なりません。

渡辺　抗ヒスタミン薬に副作用はないんですか。

今井　抗ヒスタミン薬は、即効性があって、安全性が高いので、安心して服用していいと思います。しかも、比較的長期間使っても大丈夫なことが多い。一部の抗ヒスタミン薬は、ＯＴＣといって、今は薬局で市販されています。

渡辺　ＯＴＣ？

今井　オーバー・ザ・カウンター。医師の処方箋がなくても、薬局や薬店で購入できる一般用医薬品のことです。そのなかでも、処方薬から市販に変わったものをスイッチＯＴＣと呼んでいます。

渡辺　なるほど。アレルギー性鼻炎薬には、市販の薬がたくさんありますね。

今井　ただ、それは古いタイプで、眠気が強かったり、喉の渇きが強かったり、前立腺肥大や緑内障の持病がある患者さんには使えない薬もあります。そのような場合は、医師の処方で最新タイプの薬を服用したほうがいいでしょう。

渡辺　ところで、そうした薬が効かない、つまり症状が重い場合は、どうしますか。

今井　本当にひどい場合は、ステロイドの飲み薬を短期間使うこともあります。他の薬が効かないような重症になっている人ですね。

ただ、ステロイドは副作用が強いので、長期間は使用しないことを患者さんにお話しします。それと、耳鼻科の場合は、手術という方法があります。鼻のつまりがどうしても取れない場合は、手術で物理的に鼻腔を広くします。

渡辺　どうやるんですか。

今井　鼻の腫《は》れた粘膜を切り取るんです。ハサミやメスで切除する場合もあるし、レーザーを使って焦がす場合もあります。そうやって、物理的に鼻腔を広くすることで、薬が効きにくい鼻づまりが楽になります。

渡辺　手術というと、大変な治療というイメージがありますが、それは標準的な治療法ですか。

今井　はい、学会のガイドラインにも記述があるくらいですから、一般的に認められた治療法です。日帰りのレーザー手術は、すでに健康保険の適用が認められています。

渡辺　日帰りで可能なんですね。

今井　日帰りでできる場合もあるし、1週間ぐらい入院しなければいけない場合もあります。ただし、手術後に患部が落ち着くまで1〜2ヵ月程度かかりますから、花粉の季節に備えるのだったら12月までに終えるのが理想的でしょう。

手術直後は患部が一時的に腫れますから、術後1〜2ヵ月間はかえって苦しいんです。ですから、花粉が飛び出す今の季節に手術は行いません。

渡辺　手術の費用はいくらぐらいですか。

今井　片側で1万円程度ではないでしょうか。保険適用になるので患者さんの負担はその3割です。

記者　私は症状がひどいので、都内のある病院で注射をしてもらったら、ピタリとくしゃみも、鼻水も出なくなったことがあります。たった1回の注射で、1シーズン効果がありました。これはどんな注射だったと考えられますか。

今井　おそらくケナコルトだと思います。しかし、その注射はガイドラインでは「望ましくない」とされています。

記者　えっ、それは危険な治療ということですか。

今井　ケナコルトはステロイド系の薬なので、深刻な副作用が出る恐れがあります。ステロイドは副腎皮質ホルモンですから、注射をすると、その間、副腎が自分でステロイドをつくる働きを怠けてしまうわけです。さらにこの注射を続けると、副腎がステロイドをつくらなくなってしまうのです。

それに、注射をしてしまうと体内に1ヵ月残っていますから、副作用が出たときに、排除することができない。飲み薬だと、だいたい1日ぐらいしか効かないからいいのですが、筋肉注射はそういう意味でも危険があります。

渡辺　1ヵ月ぐらいなら大したことないという感じもしますが、どうですか。

今井　いや、1ヵ月はやはり長いのではないでしょうか。それも、順調に排出して1ヵ月ですから、患者さんの体調によってはさらに長期間体内に残る場合もあります。

渡辺　役者さんや野球の選手など集中力が求められる仕事に就いている人は、やむにやまれず、ケナコルトの注射をしている人もいるそうですね。年に1回の注射でもだめですか。

今井　ガイドラインにわざわざ書いてあるぐらいですから、勧められません。

渡辺　患者さんの症状や要望によって、先生のところでもケナコルトを注射することはありますか。

今井　いや、ありえませんね。希望されても、患者さんによくないことはやりません。この注射は女性には特に危険で、生理周期が不安定になりやすいのです。お年を召された方は骨粗鬆症《こつそしょうしょう》になりやすくなります。それに、だんだん効かなくなってきて、シーズン1回だった注射が2回、3回と増えていくようです。

渡辺　花粉症で注射というと、だいたいケナコルトですか。

今井　いえ、ステロイド以外にいろいろな注射がありますから一概にはいえません。

渡辺　一般の患者さんは、専門的な知識がないから、何の注射かわからないケースも多いと思います。どんな説明を受けたら要注意ですか。

今井　「一発で治る」といわれたらステロイド注射に違いありません（笑）。そういわれたら、やめたほうがいいですね。

渡辺　点鼻薬にも副腎皮質ホルモンが入っているものがありますよね。

今井　そのとおりですが、体内に吸収されにくいので心配は無用です。特にスプレー式のステロイド薬は安全で、喘息の治療でもよく使われています。そういうものは大丈夫です。

渡辺　市販の点鼻薬はどうですか。

今井　市販の点鼻薬には、血管収縮薬が含まれているものがありますが、それは、使えば使うほど悪くなるので、基本的にはお勧めしません。

記者　私は使っていますが、一滴さすとほんとにピタッと止まります。

今井　血管収縮薬の入った点鼻薬を使っていると、リバウンドで、鼻のつまりが取れなくなって、かえって回復が遅れることのほうが多いですね。

記者　私は一年中、手放せないんです。

今井　それは薬物依存ですね。使い続けるからやめられないのであって、やめればやめられるかもしれない。ただ、苦しいのは事実ですから、その苦しいのを乗り越えられるような他の方法、ステロイドの飲み薬とか、ステロイドの点鼻薬、あるいは、鼻づまりに効く抗ロイコトリエンなどを一時的に使ってみて、それで何とか乗り切って、点鼻薬への依存から逃げ出すべきです。悪い男から逃げるときと同じで、最初はつらいけど、乗り越えるときにちょっとした補助があれば、比較的楽に乗り越えることができます。

渡辺　花粉症はくしゃみ、鼻水だけでなく、目のかゆみを訴える人もいますね。

今井　はい、花粉症はくしゃみ、鼻水、鼻づまり、目のかゆみが4大症状ですからね。

渡辺　目がかゆくなるメカニズムは？

アレルギー性結膜炎のメカニズム

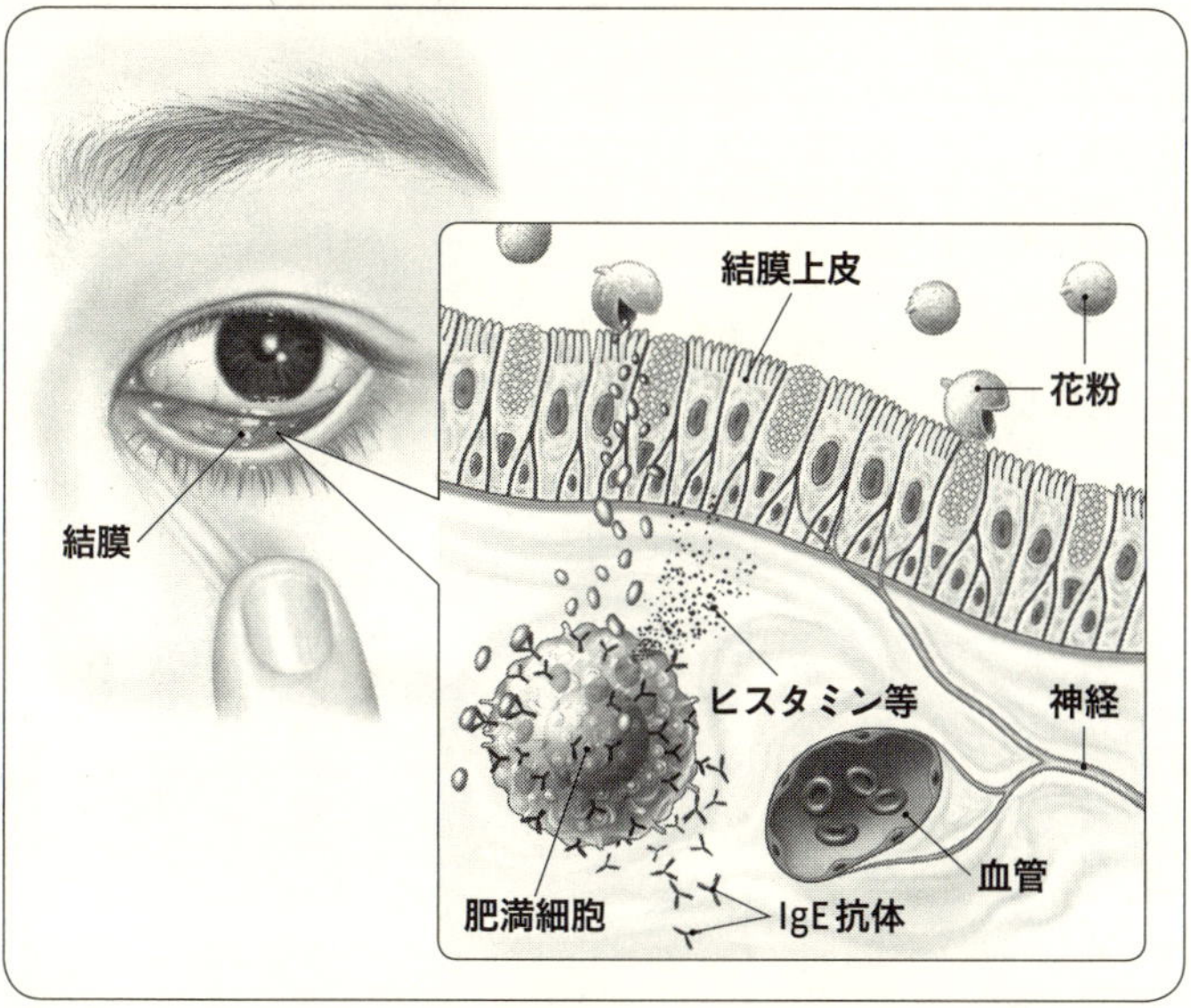

目のなかに花粉が入ると、「IgE 抗体」がつくられる。この抗体が肥満細胞に付着すると花粉と反応して、ヒスタミンなどの化学伝達物質を分泌。目のかゆみや充血、涙などの症状を引き起こす。

今井　ほぼ鼻と同じ仕組みです。目の結膜にある肥満細胞上でＩｇＥ抗体とスギ花粉が結合すると、ヒスタミンが分泌されて目のかゆみが出たり、涙が分泌されたりします。

渡辺　花粉症は、民間療法もいろいろありますね。

今井　民間療法は補助療法ですね。正直にいって、ものすごく効果的な民間療法はないと思います。問題は副作用があるかないかですが、あまり科学的に調査されていないものが多い。注意が必要だと思います。

渡辺　花粉症対策として、日頃、自分の体質を変える訓練のようなものは何かありますか。

今井　自律神経が弱い人は症状が出やすいんですね。鼻水とか鼻づまりは、自律神経が症状を支配しています。鼻づまりというのは、主に血管の拡張から起こります。ですから、自律神経失調症の持病を抱えている人は症状が出やすいのです。

渡辺　自律神経を鍛えるのは、なかなか難しそうですが。

今井　乾布摩擦や水泳などをして皮膚を鍛えることで、自律神経失調症を改善する効果は期待できます。

渡辺　もし花粉症と自覚したら病院に行くべきですか？

今井　市販の薬でうまくいっていれば、それでかまいません。ただ、市販の薬には眠くなったりするものもあるので、病院に行けば、もっと生活の質がよくなる可能性があります。

渡辺　自然治癒してしまうケースもありますか。

今井　自然寛解《かんかい》といいますが、若い人が自然に治ることは90％ないでしょう。加齢とともに免疫力が低下して、症状が出なくなることはあります。

渡辺　日本の花粉症人口は1800万人から2000万人といわれますが、国家経済にとって大きなマイナスですね。

今井　特に働き盛りの年代でかかりますから、そのとおりだと思います。

渡辺　花粉症研究の最前線がよくわかりました。

chapter 7

インフルエンザ

医師対談
岡部信彦医師
本当は怖いインフルエンザとその対処法

毎年、冬になると猛威をふるうインフルエンザ。病名は誰もが知っていても、この病気について正確に知っている人は少ない。インフルエンザとただの風邪は、どこが違うのか。予防接種は打ったほうがいいのか。物議をかもしている特効薬タミフルは、服用しても大丈夫なのか——。

感染症の監視や研究をしている国立感染症研究所感染症情報センター・センター長の岡部信彦医師に、インフルエンザの実態と対処法をきいた。

渡辺　まず、基本的なことですが、インフルエンザの症状について、わかりやすく説明してください。

岡部　突然熱が出て、あちこち体が痛くなって、たいへんつらくてだるい。そのあと、咳や鼻水が出てくる。そういう症状が急激に出る病気をインフルエンザと呼んでいます。

渡辺　インフルエンザとはどういう意味ですか。

岡部　語源は、ラテン語のインフルエンチア（星の影響）、英語のインフルーエンス（影響）といわれています。つまり、気候や星の動きの影響を受けて、ある日突然出る病気。自然の影響を受けるところからインフルエンザと呼ばれるようになったというのがもっぱらの説ですね。

渡辺　気候や星の動きの影響ですか。なにか非論理的なところが怪しくて、不気味ですね（笑）。

岡部　江戸時代末期の医書に「印弗魯英撒（いんふりゅえんざ）」という表記があります。多分、インドの「印」にフランスの「弗」、ロシアの「魯」、英国の「英」で、最後の「撒」でまき散らす。おそらく、いろんな国からやってきて、まき散らされる病気という意味で、字を当てたのではないかと思っています。

渡辺　ほう。現在は、インフルエンザの原因はウイルスだと判明していますね。

岡部　インフルエンザの症状のある患者は、ほとんどが同じウイルスに感染していることがわかりました。そのウイルスはインフルエンザウイルスと名づけられました。
一方の風邪は、これも鼻水や咳が出たり、微熱が出る。インフルエンザほど激しい症状は出ないけど、こうした症状がダラダラ続く病気に風邪という病名をつけました。ふつうの風邪も原因の多くはウイルスです。ただし、インフルエンザのように同じウイルスではなく、いろいろな種類のウイルスや細菌が原因です。

渡辺　なるほど。ウイルスと細菌の違いも、ふつうの読者はよくわかっていないと思いますが。

岡部　微生物は、細菌とウイルスが代表的ですが、まず、大きさが全然違う。

渡辺　細菌はふつうの顕微鏡で見えますが、ウイルスは電子顕微鏡を使わなければ見えませんね。

岡部　はい、ウイルスの大きさはマイクロメートル（0・001ミリ）よりさらに小さいナノメートル（マイクロメートルの千分の一）の単位です。一方、細菌はウイルスの数千倍の大きさで、マイクロメートルの単位になります。

渡辺　風邪は、細菌が原因と思っている人も多いのでは。

岡部　細菌でも風邪はひきますが、圧倒的に多い風邪の原因はウイルスです。抗生剤（微生物を抑制する物質。ペニシリンが代表例）は細菌を殺すことはできても、ウイルスを殺すことはできません。ですから、風邪のときに抗生物質を飲んでも治りません。ただし、たとえばインフルエンザでやられた肺や喉に、あとから細菌が繁殖する場合がある。このような二次感染の場合は、抗生剤の効果があるわけです。

渡辺　ふつうの風邪とインフルエンザが明確に違うことがわかったのは、いつごろですか。

岡部　いや、いまだによくわからないんです（笑）。以前は患者さんの鼻や喉の粘膜を採取してインフルエンザに感染しているかどうか調べるのに1～2週間かかりました。しかし最近は数十分で判定できる検査キット（鼻の奥の粘膜を採取して試薬で陰性か陽性を判定する）が開発されました。これで調べて、陽性反応だったらインフルエンザと診断されます。

渡辺　一般的に、風邪よりインフルエンザのほうが、症状が重いというイメージがありますが。

岡部　その捉え方で間違いないと思います。とはいえ、インフルエンザの95％以上の患者さんは自然に治ります。つまり、インフルエンザは、ほとんど何もしなくても、数日間寝込んでいれば治ってしまう病気なのです。ただし、この病気は感染力がものすごくて、1シーズンで非常に多くの人がかかる。1年間でどのくらいの人がインフルエンザにかかると思いますか。

渡辺　日本の総人口に対して、1割から2割くらいですか。

岡部　いい線ですね。2割まではいきませんが、1シーズンに、日本人の1割前後がインフルエンザにかかって医療機関へ行きます。流行が大きいときは15％ぐらいです。日本の人口をおよそ1億2000万人とすると、1200万〜1800万人がインフルエンザにかかるわけです。そうすると、仮に99％の人が自然に治っても、残り1％の人が、症状が重くて入院したり亡くなったりしますから、被害者は相当な数になる。

ですから、私は日頃から「インフルエンザは多くの人にとって恐ろしい病気ではないけれども、注意しなければいけない病気」と言っています。

渡辺　特に、体力が弱い高齢者と子どもがかかると、症状が重くなりますね。高齢者と子どもでは、どちらが感染しやすいのでしょう。

岡部　お年寄りと子どもをくらべると、子どものほうが圧倒的に多くかかります。大人は長く生きている分、免疫が少しずつでき上がっているため、やはりかかりにくいんですね。ただし、高齢者はかかったら一気に悪くなります。ひとたびインフルエンザにかかると、ウイルスが組織を壊して、そこに新しい細菌が入ってくるため、症状がかなり重くなります。

渡辺　二次感染が怖いわけですね。

岡部　そうです。よく、お年寄りは免疫が弱いという言い方をしますね。私は、それは間違った考え方だと思います。むしろお年寄りのほうが、インフルエンザに対する免疫は

インフルエンザウイルスとウイルス感染経路

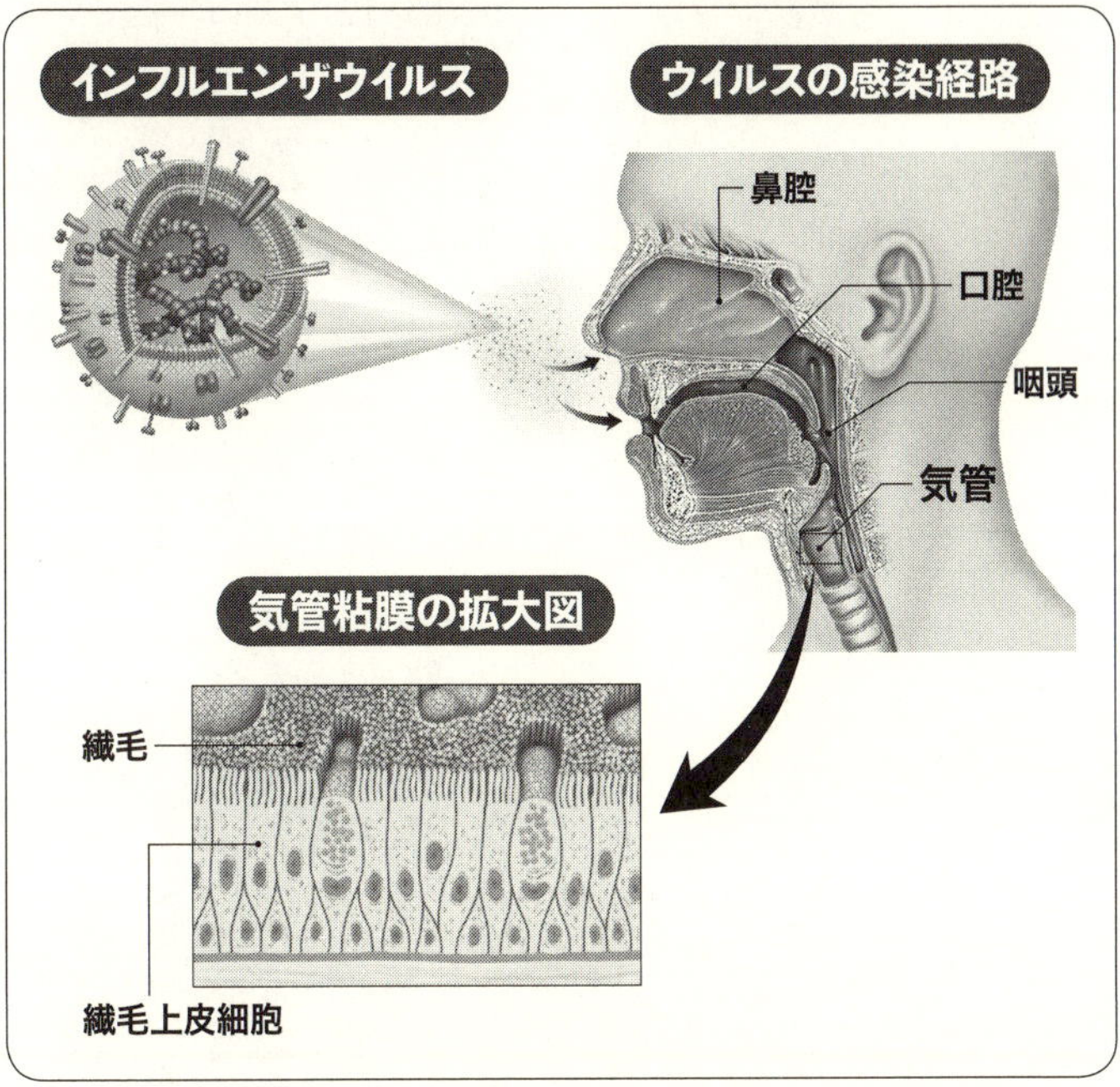

☞左上の図がインフルエンザウイルスの拡大図。インフルエンザは空気感染、接触感染、飛沫感染など、いろいろな感染ルートがあり感染力が極めて強い。気管などの繊毛上皮細胞の表面には、繊毛と呼ばれる短く細かい毛が存在し、細菌やウイルスなど、異物の侵入を防ぐ。高齢になるとその能力が落ちて抵抗力が弱まる。

少しずつ蓄積されているのです。
ただ、高齢になると抵抗力が落ちてくるんですね。たとえば、喉の湿りけが減ってくる。あるいは、気管には繊毛《せんもう》があって、それが異物を外に出そうとするのですが、そういう処理能力が落ちてくる。それらが組み合わさって、一度病気になると、なかなか治らなかったり、重症になったりするのでしょう。

渡辺 インフルエンザの予防接種の効果は、どのくらいでしょうか。

岡部 大雑把に言って7割ぐらいの効果でしょうか。しかし予防接種は確実にインフルエンザによる死亡を減らし、重症になることを防ぐことはできます。
しかし、効果を実感しにくいことも事実です。注射を打ってもインフルエンザにかかる人はいるわけですから。しかし、予防接種を受けておけば、本来は39〜40度ぐらい熱が出るところを37〜38度で抑えられる可能性が高まります。
また、インフルエンザから肺炎を起こして亡くなることがありますが、その割合もワクチンを接種しているほうがはるかに少ないのです。
やはり予防接種はこの病気に対するひとつの安全弁になっているのです。

渡辺 インフルエンザは、一度罹患《りかん》して免疫ができているはずなのに、翌年またかかることがありますね。

岡部 インフルエンザウイルスは非常に巧妙で、少しずつ型が変わっているので、前の年までの免疫があまり通用しないのです。

渡辺　インフルエンザにはどんな型があるのですか？

岡部　ヒトのインフルエンザではA型とB型、それにわずかですがC型もあります。

渡辺　予防接種するインフルエンザワクチンは、今年何型が流行るかを、ある程度予想して作っておきますね。その予想は、どうやって行うのですか。

岡部　毎年、たくさんのインフルエンザの患者さんが出ますね。それで、各地のインフルエンザ協力医療機関と衛生研究所というところがウイルスの検査をしています。A型、B型だけではなくて、A香港型とかAソ連型、山形型、さらに、もっと複雑な分類、あるいは細かい遺伝子レベルの分析をしています。そのデータをもとに、翌年流行する型を予測しています。大方は予測に一致しますが、残念ながらふたを開けてみると、予測が外れることもあります。

渡辺　ワクチンはどうやって作るんですか。

岡部　インフルエンザにかかった患者さんの鼻やのどからウイルスをとっておきます。この中でワクチン用にするウイルスを鶏の卵に接種して増やします。それを回収して遠心分離処理などで精製して、さらにウイルスの表面にある脂質分を取り除く。そして、ウイルスとしての活性を殺して（不活化して）、ワクチンの原材料とします。

ウイルスは死んでいるので、予防接種をしてもインフルエンザになるということはありません。

渡辺　予防接種の費用はいくらかかりますか。

岡部　高齢者は自治体が費用の一部を負担しますが、そうでない人たちは数千円の範囲で幅があります。予防接種には健康保険はききません。私は、本当は予防接種に健康保険を使って、インフルエンザにかかることを抑えたほうが医療費を削減できると思っているんですけどね。

渡辺　病院によって値段が違うわけですね。

岡部　はい。どの医療機関に行っても、一定レベル以上のワクチンが当然使われていますが、それを一律の値段にすると公正取引法違反になります。

渡辺　ほう。

岡部　患者さんによってはワクチン代が高いほうがいいものを使っていると感じるかもしれませんね。安いところは古いものや、品質が落ちているものを使っているのではないか、と。

でも、日本の場合はいくつかのメーカーが製造していますが、市場に出るものは一定レベルの基準を超えないと出荷が許可されません。高いから効果があって、安いから効かないということは決してありません。

渡辺　予防接種は2回打ったほうが効果があるといいますが実際はいかがですか。

岡部　大人であれば、1回でほぼ十分です。ところが、子どもの場合はもともと免疫の数値が低いので、2回接種したほうがいいでしょう。大人と子どもの区別は、一応13歳でその線をひいています。

渡辺　インフルエンザは、空気感染、接触感染、飛沫感染といろいろな感染ルートがありますが、マスクは予防効果がありますか。

岡部　普通のマスクでも、細菌の侵入はかなり防げますが、ウイルスそのものは通ってしまう。しかし、インフルエンザにかかった人がマスクをつければ、ウイルスが含まれた唾《つば》などが咳やくしゃみとともに外に飛び出ることを防ぐことができます。

ちょっと熱が出てきたり咳が出てきて、おかしいなと思ったときには、そばにいる人にうつさないためにできるだけ早くマスクをつけるといいですね。

渡辺　マスクは、相手に感染させない点ではいいということですね。では、うがいや手洗いは予防効果はありますか。

岡部　うがいも大切ですが、手を洗うことのほうが感染症一般の予防として重要です。普通に暮らしていれば、握手もすればペンの貸し借りもする。手は感染ルートのひとつになるので、手洗いは大切です。

石けんを使ったほうが汚れを落とせますし、殺菌剤を使えばそれだけ効果はあります。石けんがなくても、時間をかけて丁寧に洗えば石けんを使ったときと同じような効果があります。

渡辺　なるほど。話を少し戻して、インフルエンザはインフルエンザウイルスに感染してかかるわけですが、そのウイルスは、日々変化（変異）しているわけですね。

岡部　先ほど述べたようにA、B、Cの三つの型がありますが、流行するインフルエンザはA型とB型です。特にA型インフルエンザウイルスは変異が多いウイルスとして知られています。

ウイルスは小さい変化を続けています。いま流行しているインフルエンザウイルスは、前年に流行したものと同じではないのです。

渡辺　大きく変異した新型ウイルスが出たときに、インフルエンザが大流行するわけですね。

岡部　そうです。A型インフルエンザウイルスというグループではあるけれども、似ても似つかないような新しいインフルエンザウイルスが出ることが十数年に一度あります。

少しずつ変化していって、あるときにドンと大きくタイプが変わるんですね。すると誰も免疫を持っていないから大流行するのです。いまから40年ほど前の1968年に、新型インフルエンザウイルスが現れ、大流行し、香港インフルエンザ（香港風邪）と呼ばれました。全世界で5万6000人ほどがこのウイルスが原因で亡くなっています。

渡辺　昔、スペイン風邪というのもありましたが。

岡部　スペイン型インフルエンザのことですね。これは1918年から1919年にかけて流行し、世界での感染者6億人、死者4000万～5000万人といわれています。

渡辺　スペインから起こったわけですか。

岡部　いや、本当はアメリカで最初に発生したらしいんですね。当時ちょうど第一次世界大戦中で、アメリカの兵隊がヨーロッパ戦線でまき散らしたというのが真相のようです。しかし、戦争に参戦した国々ではどのくらいの兵隊が死んだのか、軍事機密として公表されなかった。

一方、スペインはこの戦争に参戦していなかったので、この調査がきちんとでき、医学的報告も行われた。それでスペイン型インフルエンザと呼ばれたようです。

渡辺　スペインは何も悪くないのですね（笑）。

岡部　似たような話があります。日本脳炎は日本で見つかったから「日本脳炎」の名前がついたのですが、もともとアジア中にあった病気で、日本が「原産国」というわけではありません。余談ですが、札幌ウイルスというのがあるのをご存じですか。

渡辺　えっ！　サッポロビールなら知っていますが（笑）。

岡部　下痢を引き起こすウイルスなんですが、渡辺先生の母校である札幌医科大学の小児科のグループが見つけたので、札幌ウイルスと命名されました。

渡辺　なるほど。これも札幌が悪いわけじゃない（笑）。ところで、インフルエンザの特効薬といわれるタミフルは、どういう薬ですか。（編注　タミフルは二〇〇七年三月に、厚生労働省から十代の未成年患者に対して使用制限が発表されている。医師の指示に十分に従うこと）

岡部　タミフルは、ノイラミニダーゼ阻害剤といわれる薬です。インフルエンザウイルスは細胞のなかに入り込んで増殖を繰り返します。細胞内で増えたあと、ボーンと細胞を打ち破って外へ出て、細胞から細胞へと移り、組織がやられます。タミフルという薬は、簡単に言うと、細胞の外にウイルスが出ることを防ぐ薬なのです。

渡辺　この薬はウイルスを細胞内に取り込んでしまうわけですね。

岡部　そうです。他の細胞にウイルスが移らなければ、そのまま死滅するのであとは心配ないわけです。これがノイラミニダーゼ阻害剤という薬の作用です。

渡辺　感染してから48時間以内に使うと効果が高いといいますが。

岡部　ウイルスが細胞内で増殖すると、多くの組織を破壊してさまざまな合併症を引き起こします。そのあとでこの薬を使っても、意味がないわけです。ウイルスが増えはじめるときに、そこを断ち切る薬ですから。ちょっと熱が出はじめて、具合が悪いなという段階、だいたい感染後24～48時間以内に使うと劇的な効果があります。飲んで翌日にはだいたい熱が下がってきますから。

渡辺　それはすごい。

岡部　インフルエンザは、発熱している期間を平均すると5日間ぐらいなんです。感染1

インフルエンザの合併症

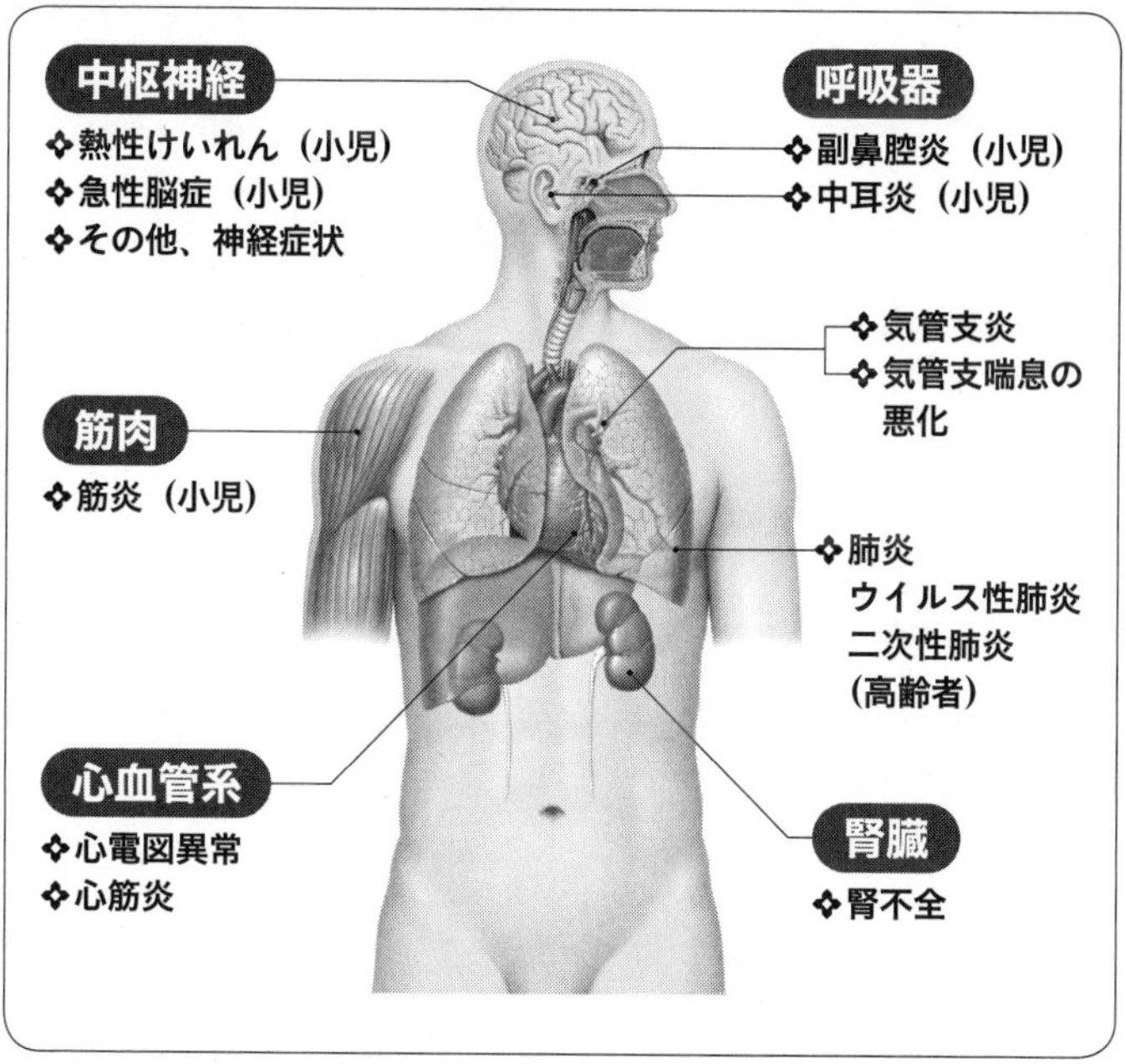

インフルエンザに感染して死亡する場合、気管支炎・肺炎の合併症が直接の原因になることが多い。気管支炎・肺炎以外にも、上記のようにインフルエンザはさまざまな器官に合併症を引き起こす。

日目、2日目ぐらいでタミフルを使うと、翌日には熱が下がりますから、5日続くはずの熱が2～3日で下がります。

渡辺　ウイルスの型に関係なく、どんなインフルエンザにも効きますか。

岡部　A型とB型に効きますが、A型に対してのほうが効果が高い。B型ウイルスに対してはやや効きにくいです。

渡辺　鳥インフルエンザの感染が東南アジアを中心に報告されていますね。鳥インフルエンザへの対処法は万全ですか？

岡部　いや、なかなか大変です。万全ということはありません。鳥インフルエンザは鳥の病気で、基本的にはヒトに直接うつるわけではありません。「上野の不忍池《しのばずいけ》に行ってカモを見ても大丈夫ですか」という問い合わせが来たりしますが、元気に飛んでいる鳥からヒトにうつったという報告はまったくないんですよ。野鳥から養鶏場のニワトリにうつって、そこにいたニワトリが全滅するようなときに、その大量のニワトリと接触していた人にうつると考えられています。

渡辺　なぜ養鶏場のニワトリから人間に感染するのでしょう。

岡部　通常の接触なら感染しないのですが、大量のウイルスにさらされた結果、ごく限られた一部の人に偶然感染すると考えられています。もしかすると、感染してしまう人は、その体質などが関係しているのかも知れません。

渡辺　鳥インフルエンザのニュースを見ると、鳥が一度に何万羽と死んでいますが、もしヒトが鳥インフルエンザに感染したら、あんな勢いで死ぬものですか。

岡部　鳥のインフルエンザウイルスがそのままでヒトに感染すると、ものすごく強烈です。鳥インフルエンザの致死率は60％ぐらいあるのです。

でも、鳥インフルエンザウイルスがヒトからヒトに感染し易いタイプに変化した場合、致死率はたぶんもっと下がると思います。致死率が60％なんていったら、ヒトに感染するウイルスも生き残ることができません。

渡辺　なるほど。ウイルスもヒトに食いつかないと生きていけない、一種の寄生生物ですからね。

岡部　そうなんです。寄生する相手が多少元気でいてくれないと、自分も生き続けることは不可能です（笑）。ただし、致死率は下がっても、感染力がものすごくて、数億人が感染すれば、たとえ致死率が1％程度であっても死亡者何百万人といった数字が出てくる。気は抜けません。

渡辺　実際に、鳥インフルエンザがヒトに感染したことは確認されているんですね。

岡部　はい。'97年に香港で初めて確認されました。そのときは6人の死亡を含む18人の患者が出ています。

渡辺　最近の鳥インフルエンザの感染状況は？

岡部　'04年から、ベトナム、タイ、香港と広がっている間に、中国、インドネシアでも感染例が報告されました。日本でも出ました。全世界の感染者数はこれまで二百数十人のケースが報告されています。しかし幸いなことに、日本ではまだヒトでの発病はありません。

渡辺　なるほど。

岡部　もう一つ、読者のみなさんに知っておいていただきたいことがあります。それは、豚も鳥インフルエンザに感染することがあるということです。豚は鳥インフルエンザに感染するリセプター（受容体）という受け皿を持っていることがわかっています。そして、豚はヒトのインフルエンザに対する受け皿も持っているのです。

渡辺　怖いですね。

岡部　東南アジアなどでは、家畜として、鳥も豚もいっしょに飼っているし、野鳥も来る。ヒトもそばにいる。そうすると、どんなことが起きるのか。あるとき偶然に、豚のなかに鳥のインフルエンザとヒトのインフルエンザがやってきて、同じ親戚同士のウイルスだから豚の体内でウイルスが増えるときに遺伝子の一部を交換する。すると、〝混血〟のウイルスが生まれる。その混血ウイルスの遺伝子はヒトに感染するタイプに生まれ変わっているのです。

渡辺　およそ40年前に香港インフルエンザが大流行して以来、インフルエンザの世界的大流行は起きていませんね。

岡部　そうなのです。ですから、周期的にもいまは、何十年に一度の新型ウイルスの大流行がいつ起きてもおかしくない状況なのです。

渡辺　鳥インフルエンザ以外にも、これからまだ新種のウイルスが出る可能性がありますか。

岡部　あると思います。たとえば、'03年に流行したＳＡＲＳのような新型ウイルスが出現する可能性は高いと思います。ＳＡＲＳは、動物の持っているウイルスが元になっていつのまにかヒトにも感染するタイプに変異したものと考えられています。

渡辺　なるほど。近年、ＳＡＲＳ以外に新型ウイルスが流行したケースはありますか。

岡部　'98年にマレーシアで急性の脳炎が多発したことがあります。最初は日本脳炎かと思われていたのですが、養豚場の人に多いことがわかって、その病気になった人から日本脳炎とは別のウイルスが採れた。養豚場の豚からも同じようなウイルスが採れた。そしてそれは人にとって新しいウイルスだというのがわかったんです。

渡辺　ほう。そのウイルスは何という名前ですか。

岡部　ニパ村というところで発見されたウイルスなので、ニパウイルスという名前がつけられました。その後、研究・調査が進み、実は、ニパウイルスはコウモリが昔から持っていたウイルスだということが判明しました。大きな養豚場をつくるために、ジャングルを切り開いたところ、そこに棲んでいたコウモリが持っていたウイルスが豚にうつり、さらにヒトに感染したと考えられています。

渡辺　今後、ＳＡＲＳが再び大流行する可能性はありますか。

岡部　ＳＡＲＳウイルスは一応消え去ったと言っていいと思います。ただし、本当に消えたのではなくて潜んでいる可能性はありますから、注意が必要です。

渡辺　ウイルスは人間にとって強敵ですね。

岡部　そうです。ウイルスなどの感染症との闘いで、人間が完全に勝つことは不可能です。しかしその被害を最小限にとどめることはできるでしょう。ただし、それは自然にできることではなく、そこには人の努力が必要だと思います。

渡辺　相手次第で、変幻自在に姿を変えるところが、ウイルスの無気味なところですね。お話をうかがって、インフルエンザという病気がよくわかりました。

chapter 8

美容整形

chapter 8

医師対談
白壁征夫医師
美容整形、どこまでできていくらかかるか

誰もが一度は思い描く、美男、美女への変身願望。日本の美容整形技術は世界でも屈指だと言われている。

シワ取り、フェイスリフト、脂肪吸収。さらには鼻を高くして、まぶたを二重にして、胸を大きくして――。

最近は美容整形に興味を抱く男性も急増しているという。最先端の技術について、サフォクリニック院長の白壁征夫医師にきく。

渡辺　まず、流行のアンチエイジングについてお聞きしますが、顔のシワやたるみをとってほしいという人は大変多いでしょうね。

白壁　日本人の人口構成の逆ピラミッド化現象の進行にあわせて、10～15年ほど前から急増しています。ところで、渡辺先生は肩が凝《こ》りませんか。

渡辺　凝ってますね。

白壁　先生のお顔を拝見していると、失礼ですが、ちょっとタレ目になっておられる。瞼《まぶた》が重たいんですね。

渡辺　僕は昔から「8時20分」といわれているんです。女のコにも、タレ目がいいといわれたことも（笑）。

白壁　それはそれで結構なんですが（笑）、加齢とともに、上眼瞼挙筋《じょうがんけんきょきん》という上瞼を上げるための筋肉の動きが弱まってくるんです。それを補うために、額の筋肉である前頭筋《ぜんとうきん》で目を開けるようになる。前頭筋で瞼を支えるようになると、肩の筋肉が凝るんですね。眼精疲労が肩にくる。女性では偏頭痛《へんずつう》になる方も多いんです。この重くなった瞼を治してあげると、肩凝り、偏頭痛も治ります。

渡辺　それは、どうやって治すんですか。

白壁　瞼の皮膚を軽くしてあげます。眉毛の下の皮膚をとって持ち上げる。

渡辺　手術で簡単にとれるものなんですか。

白壁　ええ。みなさん、老化でシワが多くなったといって来られますが、実際は顔にたくさんある表情筋が重力に負けて、皮膚がたるんでシワが多くなったように見えているんですね。また、顔はトシとともに確実に四角くなってきます。

渡辺　どういうことですか。

白壁　筋肉が衰えると、重力で頬の脂肪が下に落ちてあごの下にくる。あごの下から首の前面には広頸筋《こうけいきん》という筋肉がありますが、これもたるんで首下のほうまで下りてきてしまう。

首まわりの横ジワは年齢が出やすいといわれますが、実際には見えるところへシワが下りてきてしまったということなんですね。昔は首の奥にあったものが、下へ緩んで見えるようになってくる。エラの下の脂肪をきれいに取って、広頸筋をピシッと上げてやって、あごから首の付け根の距離感を出すようにすると、見た目が明らかに違ってきます。

渡辺　それはいわゆるフェイスリフトですね。具体的にもう少し説明して下さい。

白壁　昔のフェイスリフトは、たるんだ皮膚を切り取っていました。ところが、切ったあとで引っ張った皮膚は、ちょっと感情が出たり、疲れたりしたときに、表情筋が動いてすぐに緩んでしまう。それから、耳の前のあたりで切ると、食べたり噛んだりするときに、傷に負担がかかってしまううえに、傷跡が残るわけです。もともと日本人には、

「親からもらった体に傷をつけるのは……」という発想がありますから、あまりやらなかったんですね。そこで、私が東洋人に合ったフェイスリフトとして開発したのが「SMAS法」です。

渡辺　SMASというのは何のことですか。

白壁　表在性筋膜《ひょうざいせいきんまく》という筋膜組織です。皮膚だけを引っ張っても、美しいフェイスラインは生まれません。皮膚の下にあるSMASをしっかりと持ち上げる。つまり、皮膚の下地を上げると、それに皮膚や皮下脂肪が負担なくついて来る。皮膚に過度な緊張がかからないため、傷も目立ちません。SMASは首の筋肉ともつながっていますので、頬やあごだけでなく、首のたるみも同時にとれるというわけです。

渡辺　顔の皮膚の根っこから持ち上げればいいと。

白壁　リフティングという意味でいちばんわかりやすいのは、目の下にくぼみができますよね。そこにもともとあった皮下脂肪はどこにいったのか？　これも重力に負けて、頬の下に落ちるわけです。よくみなさん、両小鼻から口元にかけてできる法令線《ほうれいせん》と呼ばれるシワを気にしますけど、じつはこれはシワが深くなったのではなく、隣の頬の山が高くなっている。その証拠に、仰向けになって手鏡で顔を見ると、それほど法令線はでない。ですから、シワを伸ばすというのは、皮膚を引っ張ることではなく……。

渡辺　皮下組織の位置を変える？

白壁　そうなんです。目の下のくぼみも、頬や首のたるみも、皮膚を元の位置に戻してやれば、美しいラインや張りが出るんです。

渡辺　ＳＭＡＳ法の手術はどのように行いますか。

白壁　耳の前から髪の中にかけて切開します。たるんだ顔の皮膚とＳＭＡＳを剝がして、緩んでいるＳＭＡＳを引き上げ、余った部分を切り取る。周辺の筋肉組織も一緒に引っ張り、自然な位置に持ってきて縫合します。これで首、あご、頬が持ち上がる。手術時間は大体3時間、1週間後に抜糸します。

渡辺　僕も、そういえば唇の横からあごに向かう線のカーブが深くなった。あまり気にしてないんだけど、これも簡単に治りますか。

白壁　先生は頬にくぼみがありますから、それが下に下りてきたわけですね。首に縦のシワが2本出ていますが、広頸筋の緩みが原因でしょう。手術で簡単に線をなくせますよ。いまはほとんどの手術が日帰りでできます。包帯をするわけでもないので、翌日からシャワーを浴びて、3日目にはシャンプーをして、女の方ならお化粧をしてもかまいません。

渡辺　たるみが元に戻ってしまうことはありませんか。

白壁　皮膚だけを引っ張っているわけではないので、そう簡単には戻りません。

渡辺　僕もやってみようかな（笑）。でも、あまり若くなりすぎても困るけど。

フェイスリフト(SMAS法)

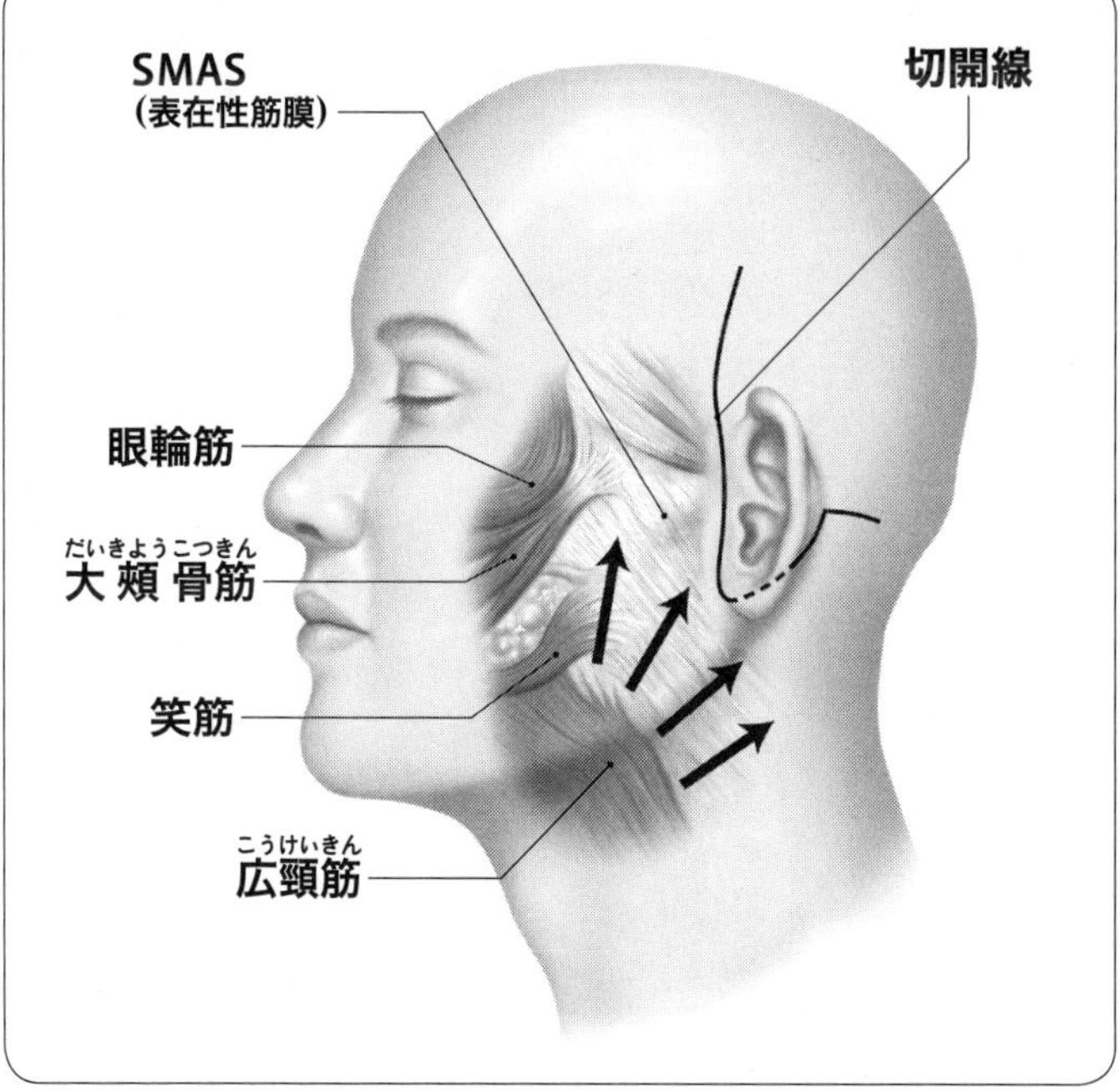

☞皮膚の下にあるSMASをしっかりと持ち上げ、皮膚に過度の負担なく、美しいフェイスラインを取り戻す。

最近、シワ取りではボツリヌス菌（商標名・ボトックス）が話題ですね。

白壁 ベストはSMAS法ですが、外科手術以外で切らずにすむのは、注入法と呼ばれるもので、いまの主流はヒアルロン酸（眼球内や皮膚、関節などに存在するゼリー状の物質。美容整形では皮膚内で凹凸《おうとつ》を作り出す充塡《じゅうてん》剤として使用されている）と、ボツリヌス菌の注射です。長期間は効果がもちませんが、これでしたら自然に若々しさを演出できます。

強力な保湿成分をもったヒアルロン酸は、シワの溝に注入して盛り上がらせ、シワをなくしてしまいます。

ボツリヌス菌はもともとは食中毒をおこす細菌です。ボトックスはこの菌の毒素を注入する薬剤で、私が日本で最初に使いました。

渡辺 どういう原理ですか。

白壁 ボツリヌス菌の毒素には、筋肉の動きを抑制する働きがあるので、顔の表情筋の運動を抑えることでシワが出ない状態をつくります。おでこの横ジワや眉間の縦ジワ、目尻やあごのシワなどに適していて、顔の輪郭もシャープになります。アレルギーや副作用もないので人気は高いです。

渡辺 最近は女性だけでなく、中高年の男性も美容整形に関心が高いようですね。

白壁 約2割が男性客ですが、国会議員さんがとくに多いです。昔は選挙ポスターに10歳ぐらい若いときの写真を使っていた。ところが、いまはテレビに映る機会が多くなって、ポスターとの違いがバレちゃう。いちばん目立つのがシミで、頬に出ていると老け込んで見えるんですね。選挙前は大勢いらっしゃいます。

渡辺　おなかの脂肪吸引を希望する人も多いですか。

白壁　「ボディジェット」という最新の吸引方法を使っていて、これも人気があります。この方法は局所麻酔で、手術中に立ってもらうんです。

渡辺　立って手術を？

白壁　はい。どんなに脂肪が多い人でも、寝ると案外目立たなくなるでしょう。

渡辺　左右に散ってしまう。

白壁　そうです。ですから寝た状態で脂肪をとると、横に残ってしまう。加えて、日本で脂肪吸引の評判が悪いのは全身麻酔でやるからです。で、手術のあと入院させてまた寝かせる。エコノミークラス症候群と同じで血流が悪くなってしまう。

渡辺　そうすると血栓《けっせん》をおこしたりするわけですね。

白壁　そうです。だからいま、脳外科でも心臓外科でも、手術中にみんな足にカフ（駆血帯）をつけて、空気をギュッギュッと送って動静脈を動かす。術中に歩いているのと同じ状態をつくるわけです。もっといいのは手術中に立てばいい。

渡辺　全身麻酔じゃさすがに立てないですね（笑）。

白壁　このボディジェットという新しい手術は、ハイドロダイセクションといって、水圧で脂肪細胞と神経と血管を分離してしまう。脂肪を抜くと、患者さんの目の前でチューブのなかをシューッと白っぽい脂肪が通っていくのが見えるんです。おなかのたるみをとって、腹直筋の形まで出すことができます。

渡辺 それはすごい。

白壁 この間もある男性が、「酒はやめられない。運動はゴルフだけ。でも痩せさせてくれ」と(笑)。こういう方でも、脂肪吸引をやってきれいに腹直筋を出してあげたら、すっかり気持ちも変わって毎日ジムに通うようになったそうです。

渡辺 脂肪吸引は1回でどれぐらいとれるものですか。

白壁 おなか、背中、足、太股までとると1800ccぐらいです。

渡辺 おなかに穴をあけるわけですね。

白壁 ヘソのなかと鼠径部《そけいぶ》のちょっと上で、パンティをはいたときに隠れる場所に細い管を通すだけですから、本当に小さな穴です。

渡辺 気分が悪くなる人はいませんか。

白壁 いません。患者さんとしゃべりながらやるんですよ。話しながらすることで安心させて、いつのまにか終わってしまう。一緒に体を見てもらって、「ここをとってほしい」といわれたらマークして、彫刻のように脂肪を落としていく。

渡辺 全身どこでもできるんですか。

白壁　ほぼすべてできますが、ふくらはぎだけは筋肉ですからできません。

渡辺　あとでまた脂肪がつくことはないんですか。

白壁　とったところは一切つきません。というのは、人間は、胎児のときと、生まれたとき、幼児、青年期に脂肪細胞が増えていく。青年期以降は、脂肪細胞が増えるのではなく、脂肪細胞の一つずつが大きくなる。脂肪吸引は、脂肪細胞数を減らす手術ですから、とった部分にはつかないんです。ただし、またどんどん太っていけば、横から流れ込むことはあります。

渡辺　なるほど。料金は保険がきかない自由診療ですね。クリニックによって値段が違うときますが、どのくらいかかりますか。

白壁　脂肪吸引は上下腹部で100万円。フェイスリフトは134万円、ボトックスは27万円です。うちは一般よりも高いと思います。

渡辺　料金の問題は気になるところですので、後ほど改めてお聞きします。

続いて、隆鼻術、整鼻術、二重《ふたえ》、豊胸などについておうかがいします。日本人の美容整形は、隆鼻術や二重まぶたへの手術がポピュラーと聞きます。

白壁　鼻を高くする隆鼻術は、1860年ごろにドイツで始まりました。また、日本で一《ひと》重《え》まぶたを二重にする重瞼術の最初の発表は1896年です。今も昔も、目と鼻が日本人にはいちばん身近な美容整形ですね。

渡辺　ずいぶん古いんですね。僕の知り合いの女性は昔、隆鼻術で鼻が高くなったのはいいけど、寒くなると鼻筋に薄い筋ができて、どういうわけか年々かすかに鼻が曲がってきて……。

白壁　それは、鼻の中に入れたプロテーゼの材質、材料の問題だと思います。昔の隆鼻術に使ったプロテーゼは硬かったんですよ。

渡辺　プロテーゼというのは、体のなかに埋め込む人工物のことですね。

白壁　はじめ、ドイツでは象牙を使っていた。日本でも象牙製の三味線バチを切って作っていたんです。硬いものを入れるので、それがずれると鼻自体が動いてしまうんですが、昔はそれが当たり前でした。ただ、私が'79年に開発したシリコン製プロテーゼは、鼻筋は硬くても小鼻のあたりから先は軟らかい。この「白壁式プロテーゼ」はいまも世界中で使われています。

渡辺　しかし、若い人たちの鼻は昔に比べて高くなったような気もしますね。

白壁　日本人は戦後、食生活が変わって、肉や乳製品などの動物性タンパクを多く摂《と》るようになったため、骨が成長してきた。鼻もたしかに上部の鼻骨などは、戦前の日本人よりも明らかに高くなっているんです。

渡辺　あまり高すぎるのは、好みでないんだけど（笑）。

白壁　西洋人で鼻が高い人は、目と目の間の眉間の下も高くて鼻先も高い。これに対し

隆鼻術と鼻尖形成術

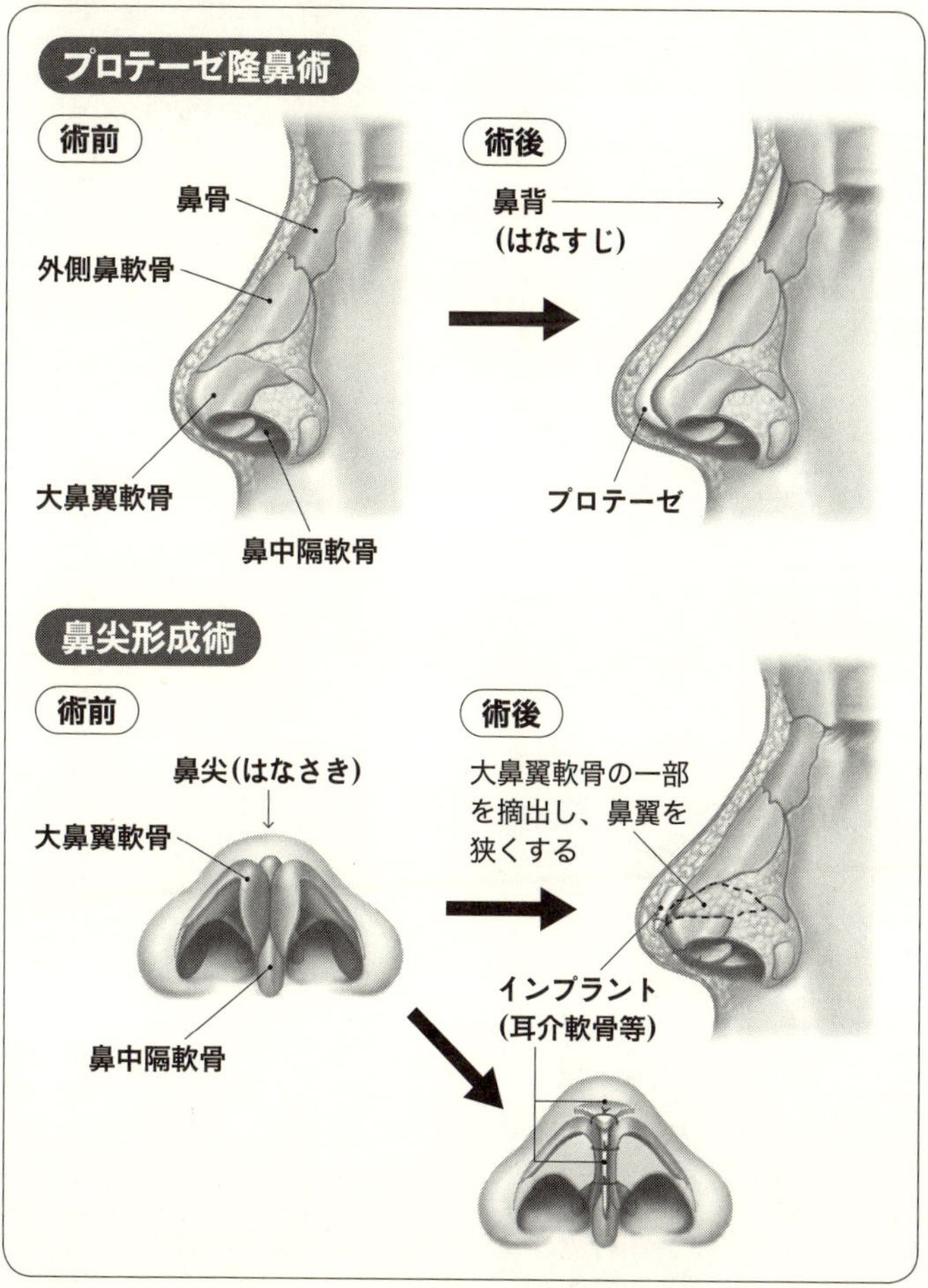

✐使用するプロテーゼの種類や自家軟骨の採取場所などは、各美容外科によってそれぞれ異なる。上は、白壁医師のクリニックでの方法。

て、日本人で鼻が高い人は、ハンプノーズと呼ばれる、いわゆる鉤鼻《かぎばな》。鼻の上部だけは西洋人並みに高くなっても、鼻先が丸まってしまったり、横に広がったりして上部の高さに追いついていけないんです。

ですから、いまはプロテーゼなどの詰め物で鼻を高くするよりも、鼻先をどうきれいにするか、いかに鼻先を細く、ちょっと上向けにするかがテーマです。鼻の鼻翼《びよく》軟骨を削って、その際に切り取った軟骨や、耳介《じかい》軟骨（耳の軟骨）を埋め込んで鼻先の形を整えます。鼻尖《びせん》形成術といって、鼻先を鼻の上部の高さにあわせて持ち上げていくんです。

渡辺　手術はどのように？

白壁　左右どちらかの耳の前のくぼんだところを2センチほど切開し、軟骨を切り取って、鼻の穴の内側から軟骨を重ね合わせて鼻先に移植します。耳の形にはほとんど影響しません。

渡辺　プロテーゼと軟骨移植を組み合わせて、鼻の上部から鼻先まで高くすることも可能なのですね。

白壁　はい。一人一人の鼻の形にあわせてもっともいい方法を考えていきます。

渡辺　では、二重まぶたはどのようにするのですか。

白壁　いろいろな方法がありますが、いちばんポピュラーなのが「埋没式」といわれるものです。まぶたの裏側から針と糸をとおして、2〜3ヵ所皮下で縫合して止め、二重を作り出す方法です。他にも、目頭《めがしら》切開や厚ぼったくなった上まぶたの脂肪を抜き取る方法を組み合わせたりします。

渡辺　簡単にできますか。

白壁　術後の腫《は》れがひくまでは5日〜1週間かかりますが、二重手術は非常に簡単になりました。簡単になりすぎて、いわゆる二重のりやアイテープなどで一時的に二重にする〝プチ整形〟と同じつもりでやってくる方もいます。「手術ですよ」と説明するんですが。

渡辺　隆鼻術や二重まぶたは入院の必要はないんですか。

白壁　全然ありません。いまは術後から社会復帰までのダウンタイムをいかに短くするかが大切なんです。以前は、たとえば鼻の手術なら3日ぐらい入院させましたが、いまではその必要はありません。逆に入院はよくないんです。腫れの原因になりますから。

渡辺　それはなぜですか。

白壁　たとえば、立ち仕事を続けていると足がむくみますが、それは心臓より低い位置にあるから。同様に、顔の手術をした後、入院させてベッドに寝かせると、顔と心臓の高さが同じになってわざわざ顔を腫らせているようなものなのです。いまは手術したその日から歩きなさいという時代です。

渡辺　豊胸希望者もだいぶ多いようですが。

白壁　豊胸術もかなり進みました。昔は豊胸というと、痛いというイメージがありましたけど、いま私のところでやっている「スタン法」というやり方は痛くないし、入院しないですむ。手術したその日から、電車の吊り革にぶら下がれるんです。

渡辺　やはり、胸にシリコンを入れるのですか？

白壁　昔のシリコンバッグだと、入れた後にバッグのまわりに膜ができてしまい、それが硬くなってしまうことがあったんですね。マッサージで軟らかくしなければなりませんでした。でも、現在広く使われている「テクスチャードタイプ」というバッグは、表面がザラザラしていて膜ができにくくなっています。

渡辺　乳房は見かけばかりでなく、機能性も大切ですからね。バッグはどこに入れるんですか。

白壁　大胸筋《だいきょうきん》という筋肉の上か、あるいは下に入れます。乳腺《にゅうせん》の量や大胸筋の厚みにより変えていきますが、入れる場所が深いほうが自然なふくらみを作れます。ともに乳房の下側を3センチほど切って、シリコンバッグを入れます。場合によっては皮膚の吊り上げ手術を同時に行います。傷はほとんどわからなくなります。

渡辺　意外に年齢が出やすいのが手のシワ。気にされる方も多いでしょうね。

白壁　多いですよ。手は高周波を使います。手の皮膚の厚さは大体2ミリ。その下に皮下脂肪がある。そこに高周波で熱を加えて、皮膚の下で一種の火傷《やけど》状態を起こす。すると、そこでコラーゲンが活性化して火傷を回復させようとする。これによって、肌のキメやハリが甦《よみがえ》ります。外から保湿成分を入れるよりも、自分のものを増やすほうが効果的で持続性があるんです。

渡辺　痛くないですか。

白壁　皮膚のなかにだけ熱が入るようにできていますから、痛くありません。

渡辺　では気になる値段のほうですが、一般的にいくらぐらいかかりますか。

白壁　うちのクリニックのホームページで公表している料金は、プロテーゼを使った隆鼻術は49万円、鼻尖軟骨移植は65万円、両方組み合わせて80万円です。二重は埋没式で14万円、目頭切開を併《あわ》せると35万円。豊胸術は１１９万円で、高周波は１回１万７８５０円です。一般より高いと思います。

渡辺　保険はきかないわけですね。先生のところが高いのには理由がありますか。

白壁　年に何回か海外で最先端技術の勉強会を行っていますし、技術的には自信があり、そのぶん安心して手術を受けられます。うちではほとんどが日帰りの手術ですから、入院費も払わなくていい。その日から何でもできることを考えれば、割安だと思います。

渡辺　高くても自信があるわけですね。一方で、美容外科ではよく患者さんとのトラブルが問題になりますが。どこに原因があるのでしょうか。

白壁　まず、患者さんとのインフォームド・コンセントができていない。医師が言ったことと、患者さんの意識とのギャップの問題ですね。「ここまでしかできませんよ」ということを、通常、紙に書いて渡すのですが、それをやっていないところも多い。そうすると、患者さんが満足いかなかった場合にトラブルになるんです。私は、患者さんに「必ずセカンドオピニオンをとりなさい」と言うんですよ。

渡辺　先生から見て、美容外科医のミスだと思われるトラブルはありますか。

白壁　たくさんあります。特にこの15～20年ぐらいで多くなりました。チェーンのクリニックにまれにあるんですが、若いお医者さんをすぐに即戦力にするために、最初に埋没式の重瞼術、プロテーゼ隆鼻術、豊胸術の三つの手術を教えるわけです。たとえば、その若い医師のところに、高齢のご婦人が「まぶたのたるみをとりたい」と言って来ると、信じられないかもしれませんが、「わかりました」と言って、たるみ除去とは関係のない重瞼術をしてしまうことがあるんですよ。

渡辺　それはひどい……。いい美容外科医を見わける方法はありますか。

白壁　美容外科の専門医になるには、まず形成外科の専門医資格を取る必要があって、それに6年かかります。その後、美容外科の資格を取るのにさらに大体4年かかる。この両方の資格を取った医師が、日本美容医療協会の認定医になります。したがってこの認定医なら間違いはないと思います。協会のホームページで調べられます。

渡辺　認定医なら信頼できると。

白壁　認定医の何がいいかというと、リカバリーができることです。美容外科の手術はシンプルなので、簡単にやってしまいがちですが、うまくいかなかったときにそれをどうリカバリーするか。そのとき、プラスティック・サージェリー（形成外科）の技術が役立つ。

渡辺　それが基本ですね。

白壁　形成外科というのはマイナス1をゼロにする。美容外科はゼロをプラス1にする。つまり、ダメージを受けたものを元に戻すのが形成外科で、ダメージのないところに傷をつけてまでより良くしようとするのが美容外科。本来、美容外科医はマイナス1からプラス1までできなければいけないんですね。

渡辺　先生のクリニックを訪れる男女比はどれくらいですか。

白壁　女性が8割で、男性が2割ぐらいです。男性は40代から60代の人が多いですね。女性は60歳以上の方も大勢いらっしゃいます。

渡辺　美容外科はこれからアンチエイジングが重要テーマですね。肉体的に変わると、精神的にも変わってくるから。

白壁　やっぱり、人間、きれいっていう言葉が好きなんですよね。外面はもちろん、心もきれいだっていうこともすごく大事な要素になってくると思います。

渡辺　顔や身体をきれいにしてあげると、精神的な悩みから解放されることも多いでしょうね。

白壁　それは実際にあります。自分の外見に自信が持てずに内にこもってしまっていた患者さんが、美容の手術で驚くほど内面から変わっていくことがあるんですよ。ときには、精神科の先生とタイアップで治療をしていくこともあります。

渡辺　外見を変えることで、中身が変わることもある、と。貴重なお話を、ありがとうございました。

患者座談会
私たちはこうしてキレイになった!

中村うさぎさん(49歳)
作家。44歳のとき、雑誌の企画で、顔の皮膚へのヒアルロン酸注射などのプチ整形を体験。さらに、本格的な最先端整形術にも挑戦し、次々に手術を受けて、変貌する姿を自著やネット上で公開している。

柿沼栄子さん(62歳・仮名)
59歳のとき母の介護を終えたのを機に、フェイスリフトの手術を受けた。手術費用は高かったが、夫や子供たちも喜んでくれ、周囲からも「元気になったね」と言われている。

青井清香さん(38歳・仮名)
コンピュータインストラクター。3年前、まぶたを二重《ふたえ》にする手術を、さらに昨年5月、転職の合間の期間に、鼻にプロテーゼを入れる隆鼻術を受けた。

プロフィールは座談会収録時(2008年2月)のもの

渡辺　中村さんは、まず雑誌の企画で美容整形を始められたんですね。もともと興味があったのですか？

中村　'02年のちょうどそのころにプチ整形が流行《はや》りだしていたんですが、最初は美容整形についての知識がまったくなくて、注射でシワが取れることすら知らなかったんです。そんなことができるのかと。面白そうなんでやってみよう、みたいな感じでした。

渡辺　それは大胆な（笑）。

中村　それまで整形といえば、「メスで切って」というイメージが強かったせいか、衝撃を受けたんですね。

渡辺　プチ整形に定義はあるのでしょうか。

中村　メスを使わずに、注射だけで行う美容整形、あるいは、二重まぶたにする手術でも、「埋没法」といって切開せずに上まぶたを糸で止めるだけという方法などのことですね。一定期間経つと元に戻るんですよ。

渡辺　後戻りができる？

中村　ボトックス注射の場合は大体4〜6ヵ月で元に戻ってしまいますし、埋没法でも抜糸すれば元に戻れる。プチ整形は、手軽な、〝お試し整形〟みたいな感じですね。
　それで、タカナシクリニック（東京・新宿区）のモニターになって、お願いしてみたんです。私はもともと丸顔で、エラも張っていたんですが、それが注射で簡単に整形できるというので。

渡辺　お顔を拝見すると、ほっそりとしたすごくきれいな顎《あご》になっていますね。たしかに、顎を細くするときくと、骨を削ったり奥歯を抜いたりするのでは、と思いがちですが。

中村　ところが、エラが張っているというのは、骨格そのものが張り出しているわけではなくて、顎の部分の嚙み合わせの筋肉が発達しているからなんですよ。

渡辺　ほう。

中村　レントゲンを撮ってみても、それがよくわかる。なので、顎の筋肉にボトックスを打つ。ボトックスには、筋肉の動きを抑制する働きがあるんです。

渡辺　ボトックスは、食中毒を起こすボツリヌス菌の毒素を利用した薬剤ですね。

中村　たとえば、足にギプスをはめて3ヵ月もたつと、足がすごく細くなる。それと同じことなんですね。

渡辺　廃用性萎縮《はいようせいいしゅく》（生体の器官が使われないために痩せ、その機能が低下すること）で筋肉が落ちると。

中村　つまり、顎の筋肉が落ちて顔が細くなるんです。

渡辺　それで、嚙むことはできるんですか。

中村　こめかみの筋肉が動くので、それを使って嚙むようになるんです。私は、エラと額にボトックスを打って、細くしました。額のシワも、ボトックスでその部分の筋肉が動かなくなると消えるんです。それから、ヒアルロン酸も顎先、鼻筋、頬、下まぶたに打ちました。鼻筋を高く、頬や下まぶたは凹《くぼ》みをなくすのが目的です。すぐに効果が出て、注入後は徐々に体内に吸収されていくんです。あとは、目を埋没法で二重にして。

渡辺 それらはすべてプチ整形ですね。効果は？

中村 ヒアルロン酸注射を初めて受けたときは、鼻筋と顎が「ギュイーン」と伸びていく感じがして驚きました。特撮のようだと（笑）。自分の顔が物珍しくて、何度も鏡を見ましたね。でも、何日か経つと元に戻っているような気がしてきて落胆する。で、何度か二つの注射を繰り返して、エラの筋肉がすっかり落ちて顎が尖るまで約1年かかりました。

渡辺 ボトックスなどの注射は痛くはないんですか。

中村 注射自体の痛みだけですから、一瞬のことです。

渡辺 その後は？

中村 「どこまでできるんだろう？」と続けていったら、最先端の美容整形はスゴイことになってるということがわかって、ハマりましたね。上まぶたを切開してしっかりした二重にし直して、皮下組織をつり上げて顔の輪郭をシャープにするフェイスリフトも2回やって、豊胸も脂肪吸引も……。ありとあらゆることをやっていますから、もうほと

中村うさぎさんが行った「切開」不要の美容整形術

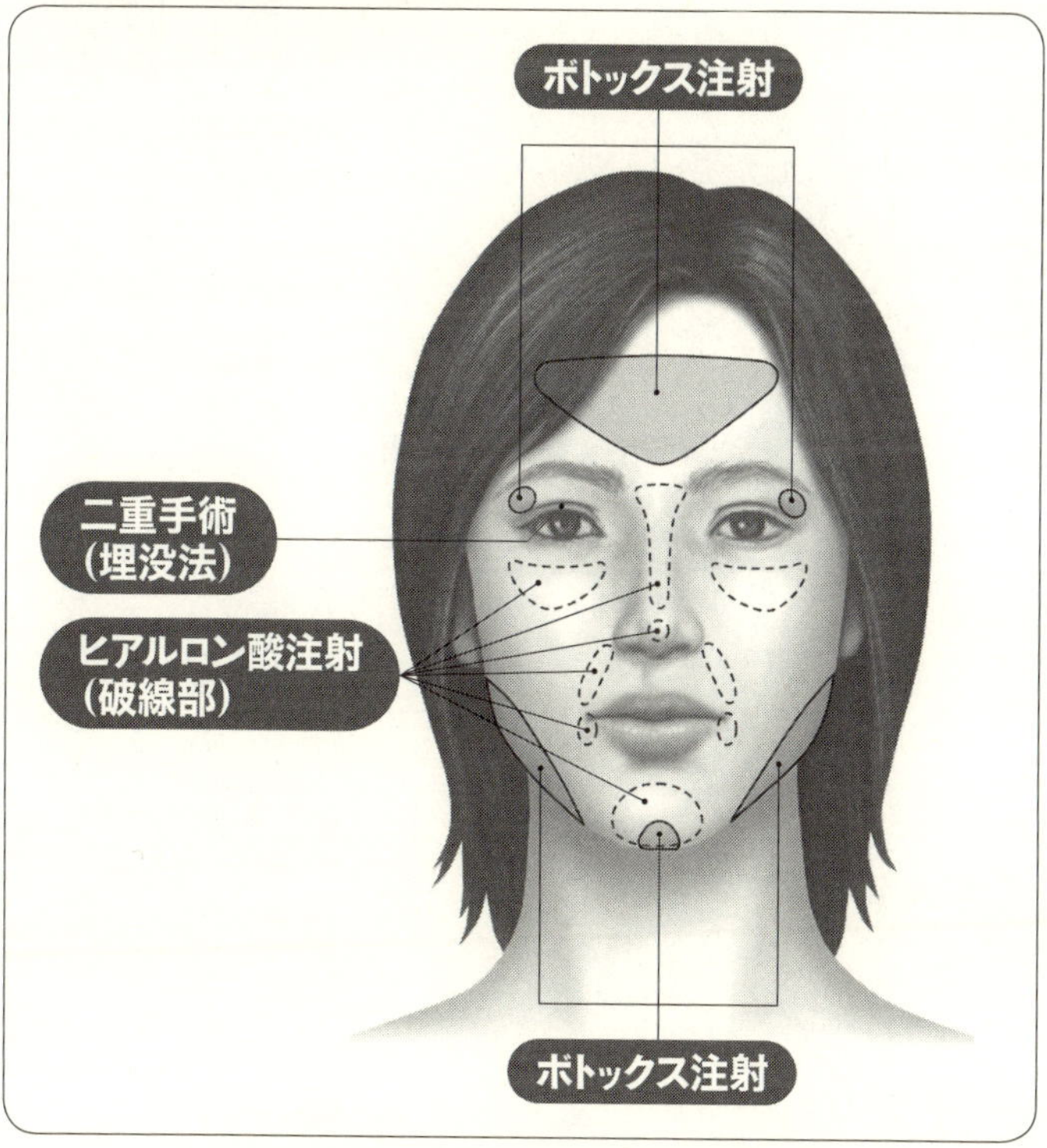

☞顔の輪郭を細くするために、エラの咬筋《こうきん》などにボトックス注射を打ち、鼻筋、顎、口の両脇などはヒアルロン酸注射でへこみをとる。

んどサイボーグみたい（笑）。

渡辺　そのあたりは、またあとでうかがいましょう。柿沼さんは、どんなきっかけで美容整形をされたんですか。

柿沼　トシをとったらいつかやりたい、と昔から思っていたんです。5年ほど前、母の介護をしていた疲れで5キロぐらい痩せたときに、街のショーウインドウに映った頬の垂れた自分の顔を見てゾッとしたんです。そのとき、もし母より私のほうが長く生きられたら、それからは自分を大事にしていこうと思ったんです。それで母を見送った後、すぐクリニックへ行きました。

渡辺　病院はどうやって探したんですか。

柿沼　友達に経験者がたくさんいたので、話をきいてサフォクリニック（東京・渋谷区）に決めました。

渡辺　白壁先生のクリニックですね。

柿沼　私が心配していたのはオデコなんです。額が広いものですから、フェイスリフトで引っ張ると、ムンクの『叫び』みたいになるんじゃないかと心配だったんです。でも先生はひと目見て、「あなたの場合は、頭の上からではなく、こめかみのところから額のリフトをしましょう」と気づいてくださった。この先生なら間違いないだろうなと思って、その場で決めました。

渡辺　それで、どんな手術をされましたか。

柿沼　顔全体をフェイスリフトの「ＳＭＡＳ法」で皮下組織から持ち上げていただきました。首の縦ジワや、頬のたるみもとれて、気になっていた（鼻の両脇から口角に伸びる）法《ほう》令線《れいせん》も浅くなりました。目頭《めがしら》の下もたるんで下がっていたので、脂肪をとってたるみを小さくしてもらって、額のシワもとりました。

渡辺　つまり、顔全体にメスを入れたわけですね。でも、跡などはまったく見えませんね。手術の時間はどれぐらいかかりましたか。

柿沼　3時間ほどだったと思います。私の場合は全身麻酔で寝ていたのですが。

渡辺　入院は？

柿沼　日帰りです。手術が終わると同時に起こされた、という感じでした。

渡辺　中村さんのフェイスリフトのときの麻酔は？

中村　私は局所麻酔だけでした。ドルミカムという催眠鎮痛剤の点滴でまず眠らせてから、局所麻酔の注射を患部だけに打つ方法です。

渡辺　では、眠っているとはいえ、術中に感覚はあるわけですか。

中村　取材もかねて手術の様子をビデオで撮ってもらったんですよ。そうしたら、麻酔注射のとき、寝ながら「痛い、痛い」と言っている。でも、切開しているときは痛がっていないんです。目が覚めたら、すべて憶えてませんでしたが。全身麻酔にしなかったのは、もし事故が起こったときに、麻酔専門医がいないとちょっと不安だったからです。

渡辺 麻酔専門医がいない美容外科は多いかもしれませんね。青井さんは、プチ整形ですか。

青井 私は3年前、チェーンの大塚美容形成外科で、さきほどお話に出た埋没法の施術をしました。上まぶたの皮膚の3点を糸で止めて、二重にするんです。

渡辺 料金はどのくらい?

青井 12万円でした。それから、別のチェーンの品川美容外科に行って、白いL字形のプロテーゼ（体内に入れる人工物のこと）で鼻を高くしてもらいました。あまり高くなってないかもしれませんが（笑）。

渡辺 鼻については手術をしたわけですね。入院は?

青井 日帰りです。手術自体は局所麻酔が効いていたので全然痛くもないし、30分ほどで終わったんですけど、思ったよりも術後の腫《は》れがすごかったんですね。別人のようになって。ほんとにオバケみたいに（笑）。

中村 私も、フェイスリフトのときは顔がボールみたいに腫れ上がりました……。

渡辺 腫れはどのぐらい続きましたか。

青井 1週間ぐらい一歩も外に出られないほどでした。ちょうど仕事を辞めて、次の仕事先が決まるまでの時期を選んでやったのでよかったです。鼻は20万円ほどかかりました。

渡辺　柿沼さんも、術後はやはり腫れたんですか。

柿沼　私はあまり腫れませんでした。痛みもなかったですけど、何か引っ張られている感じはありました。

中村　つっぱってる感じですよね。私は、寝るときに耳の後ろで圧迫されるような痛みがありました。

柿沼　それと、顔の皮膚の表面が麻痺《まひ》しているようなしびれる感じもしばらく。

中村　私も耳の周囲は1ヵ月以上、感触が鈍かったです。いまはもう平気ですけど。私は、アイラインを入れてるんですけど、これは痛かったです。粘膜に針を刺されますからね。

渡辺　アイラインは、いわゆる入れ墨ですね。

青井　私は眉毛に入れるアートメイクというのをやりました。入れ墨ほど皮膚の深くまでは色素を入れず、2～5年でだんだん薄くなってくるものなんですが、眉毛の場合はあまり痛くないです。

　私も、チャンスがあれば鼻をもう2ミリぐらい高くしたい。それに、年齢とともに皮膚が下がってきているので、フェイスリフトもこれから絶対やりたいです。

渡辺　中村さんの費用は？

中村　私はモニターだったので費用はかかっていませんが、タカナシクリニックの一般の値段は、フェイスリフトは70万円。ボトックス注射が1回5万2500円を2〜3回、ヒアルロン酸注射は1回9万4500円で3〜4回打つ。埋没法は6万3000円です。

渡辺　柿沼さんは?

柿沼　全部でだいたい200万円ぐらいです。

渡辺　かなり高いけど……。

柿沼　でも、こんなに楽しく使えるおカネって他にないです（笑）。

渡辺　美しくなる喜びは何ものにも代え難いということですね。ところで、中村さんは結局、いくつ手術を受けたんですか。

中村　えーと……、自分でも忘れてしまうんですよね（笑）。まず、上まぶたに糸を通して二重にする埋没法と、メスを入れて二重にする切開法の手術を1回ずつ。ヒアルロン酸やボトックスの注射は数限りないので回数に入れないとして、頬を引っ張り上げるフェイスリフトの手術を2回やりました。それから、スレッドリフトといって、頬と目の下に糸を入れて引っ張り上げる手術を1回、目尻を上げるアイリフトを1回。あと、豊胸と脂肪吸引ですけど、脂肪吸引は下腹部と上腹部に分けて1回ずつ。他にも、目の涙袋のところにヒアルロン酸を打ってふくらませたり、お尻にも打ったり。鼻だけはやっていません。

渡辺　脂肪吸引は、おなかに太い針を刺すんですね。

中村　麻酔で眠っていたんですけど、取材のために録画しておいたビデオの映像をあとで見てみると、大きな注射器みたいなのでギューッと吸い取っていますね。黄色い脂肪に血が混じっているので、オレンジ色で、それがジュルジュルと吸い込まれていきます。

渡辺　劇的に変わった？

中村　腹はへこみましたね。いま、クリニックの先生に顎の下の脂肪吸引をしろと言われているんですよ。まだそこには手を出していないんですが、とにかく、そうやってすすめられたり、何か新しい技術が入ったと聞くと、とりあえずやりたくなるんです（笑）。

渡辺　豊胸術は、どこからバッグを入れましたか。

中村　私の場合は、わきの下からでした。ちょっと切ってシリコンのバッグを押し込んでいく。

渡辺　筋肉の下ですか。

中村　いえ、私は筋肉の上です。大胸筋《だいきょうきん》と乳腺《にゅうせん》の間に入れました。一般には、大胸筋の下に入れるほうが、出産後の授乳のときに、乳腺に差し障《さわ》りがないとされています。でも、私はもう子どもを産むこともなかろうし、大胸筋の下に入れるほうが上に入れるよりも大きな手術になって、ダウンタイムが長くなる。術後の痛みも大きいというので、筋肉の上にしました。

渡辺　術後の胸の大きさは、自分の希望どおりにできるのですか。

中村　先生との話し合いですね。「Fカップにしてください」と言っても、「皮膚を引っ張りすぎてしまうのでムリです」とか、「あなたの皮膚だとこのぐらいのバッグしか入らない」とか。

渡辺　豊胸術を受けたあと、感触は変わりませんか。

中村　感度は落ちてないと思います（笑）。ただ、冬はとくに、自分で触ると冷たい感じがするんですよ。保冷剤を入れているようなものですから。

豊胸は、手術のあとにマッサージをしなきゃいけないんです。そうしないと、拘縮《こうしゅく》といって、異物であるシリコンバッグの周りにかさぶたみたいな膜ができるらしいんです。私は、そのマッサージが痛くてサボってしまったので、ちょっと硬めなんですね。

渡辺　マッサージはどのぐらいの期間行うんですか。

中村　術後1週間とか2週間ぐらいですね。

渡辺　中村さんは劇的な変化を遂げられて、それを雑誌や著作でも発表されましたが、柿沼さんや青井さんは顔の整形手術を受けられて、周囲のお友達に驚かれましたか。

柿沼　本人は変化にものすごく満足しているんですけど、案外気がつかれないですね（笑）。「若返ったわね」と言ってくれた人は何人かいましたけど、整形には誰も気づき

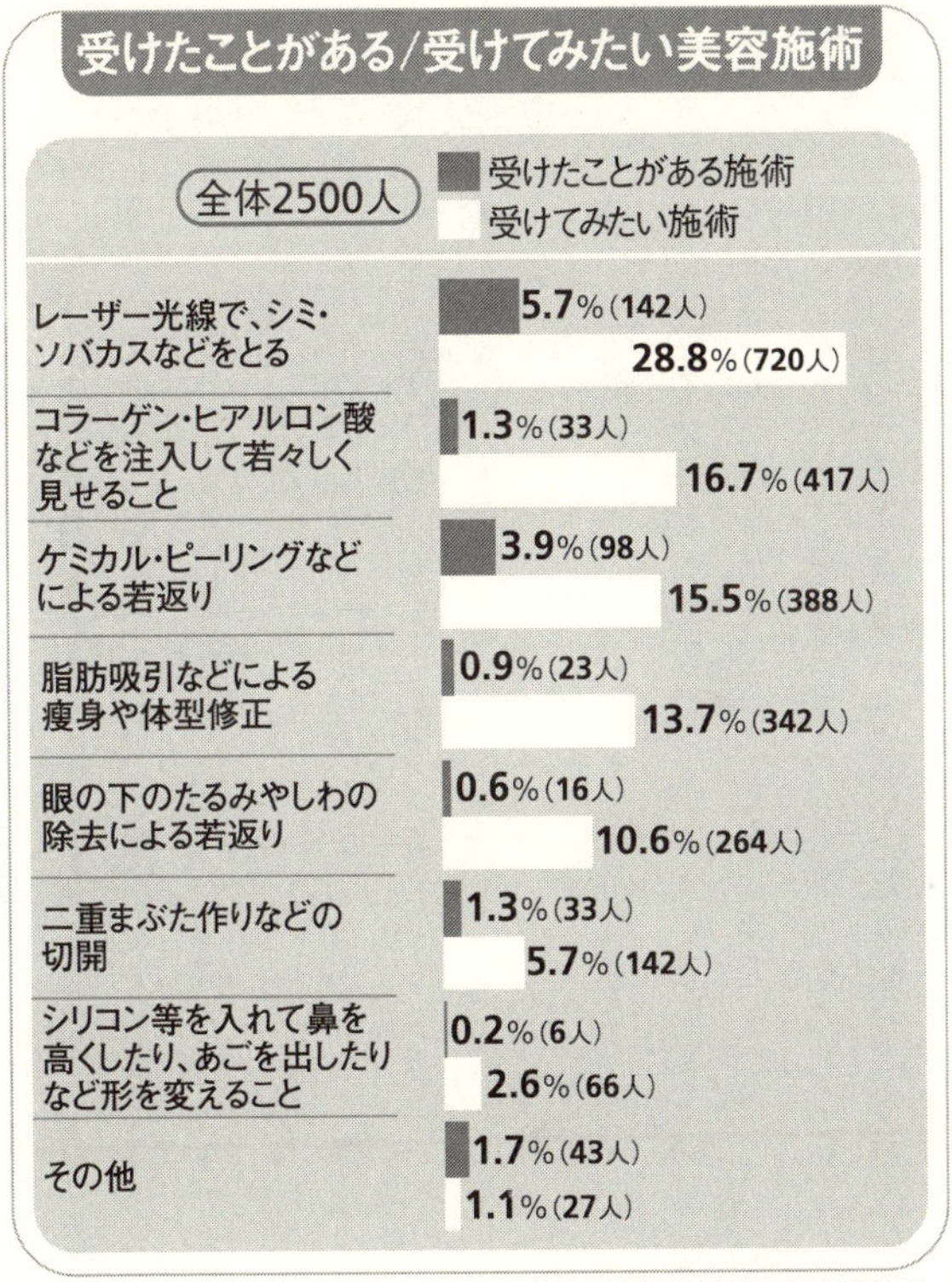

「ポーラ文化研究所」2006年調査より

☞美容施術の経験者の割合はまだまだ低いが、ある程度の興味は抱かれている。欧米などでは美容施術を受けることは一種のステータス。

ませんでした。

青井 私も、二重と隆鼻をやりましたが、誰にも気がつかれなかったです。

中村 みんな、人の顔を自分の顔を見るようには見ていませんし、整形前の相手の顔を忘れてしまうんですね。本人ですら、具体的でリアルな自分の顔の記憶はおぼろげになってしまって、忘れますから。だから、昔の写真を見たりすると、「あッ！」って（笑）。

渡辺 驚くわけだ（笑）。

中村 たとえば、顔が腫れてしまったとか、けがをして傷がついたといったマイナスの変化は気がつくんですが、キレイになったとか、プラスの方向の変化は、周りはわりと気がつかないですね。「痩せたの？」とか、「スッキリしたね」とか、その程度なんですよ。

青井 私は「お化粧変えたの？」とよくきかれます。

渡辺 逆にみなさんは体験者だけに、他の人が整形したのはわかるものですか。

中村 気づきますね。テレビを見ていても芸能人がやっているとすぐわかる（笑）。

青井 一度やった人は、不思議と他人のも何となくわかるものなんですよね。

渡辺 一般に、エステは経験があっても、美容整形には尻込みしてしまう方が多いと思いますが、エステについてはどう思いますか。

中村 エステははっきり言って、美容整形の即効性に比べると劣りますね。顔のシワがなくなるとか、顔が持ち上がるというのは、美容整形のほうが劇的に変わりますから。それに、エステは何度も通わなければいけないので、結局、何十万とかかることになる。それなら、最初からメスを入れればよかったみたいなことになるんじゃないかと。

渡辺　時間とおカネのかけ方、考え方の問題もあるというわけですね。では、安全面についてお聞きします。よく美容整形でトラブルが起きるケースがありますが、手術を受ける前に、病院のほうから何か文書を書かされたりしましたか。

青井　書きました。内容はあまり憶えてないですけど。

柿沼　私もよく憶えていませんが、書いたと思います。

渡辺　美容整形は一般的な医療保険の適用外なので、もし医療事故があると問題が起きる。みなさんは成功しているけれど、中には失敗した人もいるかもしれない。そこを心配に思う人も多いのでは?

中村　私は、整形に失敗して、さらにやり直した方を知っています。

渡辺　その方は何の手術を受けたんですか。

中村　一人は鼻で、もう一人は胸ですね。

渡辺　訴訟か何かを起こしたんですか。

中村　いえ。鼻などの場合は、美的センスの問題があるじゃないですか。明らかにおかしな変形をしたということであれば、訴訟の対象になるでしょうけど、術後に「こんな鼻にするつもりじゃなかった」と言っても、一概に医師だけに責任があるとも言えないですよね。クリニック側も取り合わないので、結局、別のクリニックに行って、入れた物を除去してもらって別の物を入れ直すしかない。だから2倍おカネがかかってしまったと。そういうケースは多いと思います。

渡辺 胸の手術をされた方も同じですか。

中村 バッグと元の胸の大きさが合わなくて、鏡モチみたいに乳房が2段になっちゃったんですね。やはり、別のクリニックに行って、自分に合った別のバッグを入れ直したみたいです。

渡辺 美容整形を体験されて、心理的に変わった点はありますか。

青井 お化粧の時間が短くなったので本当に楽ですね。それまでは、ちょっと大変だったんです（笑）。そういう意味でも、気持ちが軽くなりました。

柿沼 鏡を見るたびに憂鬱になることはなくなりましたね。

中村 私は、顔のことを褒《ほ》められても貶《けな》されてもイヤだったんですね。貶されると傷つきますし、褒められても居心地が悪い。なんで女はいちいちキレイだのブスだのと言われなきゃいけないんだと。「整形して自信がついたでしょう」ってみなさんおっしゃるんですが、そういうことではないんです。ここまでやってしまうと、自分の顔じゃないような気がしてきて、顔のことを褒められても、これはクリニックの先生の手柄だと

中村うさぎさんの大変身

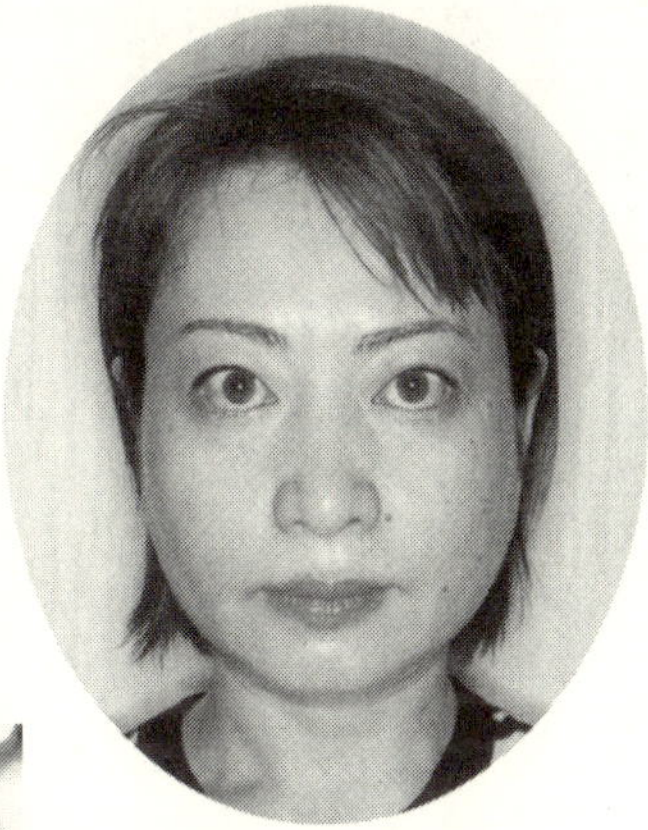

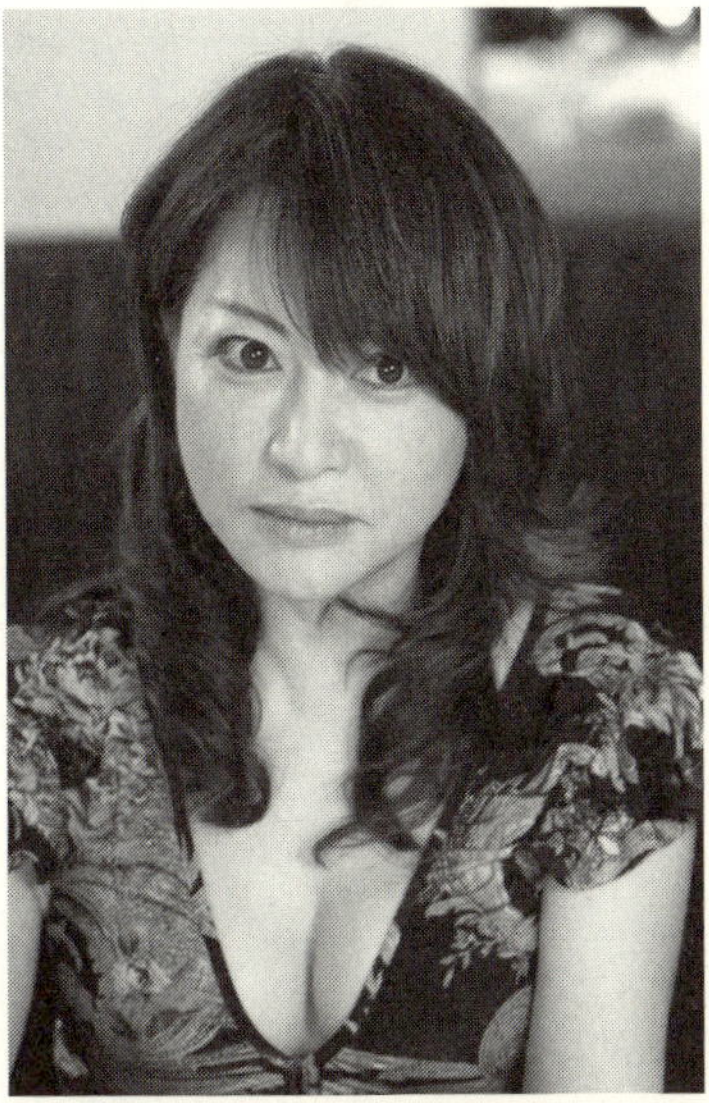

☞上は整形前、'02年7月の中村うさぎさん。下は座談会収録時（'08年2月）。まぶたを二重にする手術、ヒアルロン酸とボトックスの注射、フェイスリフトを行い、豊胸手術と脂肪吸引の施術も受けた。

（笑）。女の人って、自分がどう見られているか、容貌の問題でコンプレックスも持ちやすいし、プライドとも複雑にからまり合っていると思うんですが、整形後はそこから解放された感はあります。

渡辺　なるほどね。

中村　ただ、美容整形は新しい医療なので、たとえばボトックス注射にしても、本当に副作用がないのかまだわかっていないと思うんです。いいことばかりではないのかも、ということはちゃんと伝えるべきですね。

渡辺　それは、非常に大事なことですね。

中村　私は老化でたるんだら、また引っ張り上げりゃいいじゃん（笑）みたいに楽観的に考えてますけど。

柿沼　ただ、整形後の自分に満足して毎日が楽しくなるということは、おカネの値打ちがいちばんあると思うんです。手術にかかったおカネはたしかに高いですけど、日割りにして計算したら大したものじゃないなと。ただし、ほんとうに自分がやりたいという気持ちが高まってからやるべきでしょうね。それと、信頼できる先生を見つけること。

渡辺　いい先生の見分け方で、何かありますか。

中村　カウンセリングが大事ですね。医者がこうしましょうと言ったら、「どんな副作用がありますか」「ここがこうなったらこっちはどうなるんですか」と、ちゃんときく。

それと、セカンドオピニオンは必ず受けるべきです。

渡辺　よくわからないのに適当にうなずいて、あとでインフォームド・コンセントがどうのなどと文句を言うのは論外だと。まず、カウンセリングの段階から、しっかり質問するべきですね。

中村　そうですね。医者に丸投げして、「美人にしてください」「若くしてください」と頼むのはトラブルの元だと思います。

渡辺　鋭い意見ですね。最近は、男性の患者も多いようですね。

青井　女性ばかりだと思って病院に行ったら、男性の方がいたのでびっくりしました。3割ぐらいいる。しかも中年の方が多いんです。

渡辺　僕は美容整形容認派ですが、高齢化社会のなかで、これから特にアンチエイジングの需要があるだろうし、技術もさらに進むでしょうね。みなさん、貴重なお話をありがとうございました。

渡辺淳一　わたなべ・じゅんいち
1933年北海道生まれ。医学博士。1958年札幌医科大学医学部卒業後、母校の整形外科講師になり、医療のかたわら小説を執筆。作品は初期の医学を題材としたものから、歴史、伝記的小説、男と女の本質に迫る恋愛小説と多彩で、医学的な人間認識をもとに、華麗な現代ロマンを描く作家として活躍している。1970年『光と影』で直木賞受賞。1980年に『遠き落日』『長崎ロシア遊女館』で吉川英治文学賞受賞。2003年に菊池寛賞を受賞。著書に『あじさい日記』『熟年革命』（ともに講談社）、『愛の流刑地』（幻冬舎）、『鈍感力』（集英社）など多数。

対談《たいだん》　ここまできた最新医学《さいしんいがく》
あきらめるのはまだ早《はや》い　I

2008年9月30日　第1刷発行

著者…………渡辺淳一《わたなべじゅんいち》

発行者………野間佐和子
発行所………株式会社講談社
東京都文京区音羽2-12-21
〒112-8001
電話　出版部 03-5395-3522
販売部 03-5395-3622
業務部 03-5395-3615
印刷所………慶昌堂印刷株式会社
製本所………黒柳製本株式会社

ISBN978-4-06-214123-9
N.D.C.914　287p　20cm